中医临床必读丛书

医醇賸义

清·费伯雄 著
王 鹏 王振国 整理

人民卫生出版社

图书在版编目（CIP）数据

医醇賸义 / 清 · 费伯雄著　王鹏　王振国整理 . —北京：人民卫生出版社，2006.6

（中医临床必读丛书）

ISBN 978-7-117-07624-1

Ⅰ. 医…　Ⅱ. ①费…②王…　Ⅲ. 医论 – 中国 – 清代

Ⅳ. R2–52

中国版本图书馆 CIP 数据核字（2006）第 044380 号

中医临床必读丛书

医 醇 賸 义

著　　者： 清 · 费伯雄

整　　理： 王　鹏　王振国

出版发行： 人民卫生出版社（中继线 010-59780011）

地　　址： 北京市朝阳区潘家园南里 19 号

邮　　编： 100021

E - mail： pmph @ pmph.com

购书热线： 010-59787592　010-59787584　010-65264830

印　　刷： 北京盛通数码印刷有限公司

经　　销： 新华书店

开　　本： 850 × 1168　1/32　　**印张：** 5.75

字　　数： 115 千字

版　　次： 2006 年 6 月第 1 版　2025年 5 月第 1 版第 9 次印刷

标准书号： ISBN 978-7-117-07624-1

定　　价： 12.00 元

出版者的话

中医要发展创新，提高临床疗效是必由之路。而提高临床疗效的捷径，就是继承前人宝贵的诊疗理论和丰富的临床经验。古今大凡著名医家，无不是在熟读古籍，继承前人经验的基础上而成为一代宗师的。厚积薄发，由博返约，是读书成才的必然过程。步入21世纪，中医的发展与创新仍然离不开继承，而继承的第一步必须是熟读中医古籍，奠定基础。这好比万丈高楼，筑基必坚；参天大树，扎根必深。

为了在新世纪进一步发展中医，提高中医临床疗效水平，针对目前中医现状，国家中医药管理局启动了"优秀中医临床人才研修项目"。该计划首批精选培养名中医200名左右，期望在新世纪再培养一大批中医临床大家，为我国人民的医疗保健再做贡献。做临床，必读古籍；做名医，更需要熟悉古籍并能灵活应用。为了适应中医临床人才培养计划，我们从"优秀中医临床人才研修项目"必读书目中先期精选了中医各科必读的20种予以整理出版，后51种相继出版发行，《中医临床必读丛书》的出版渐臻完备。本丛书共71种，所选精当，涵盖面广，多为历代医家推崇，尊为必读经典著作，在中医学发展的长河中，占有重要的学术地位。

本次整理突出了以下特点：①力求原文准确，每种医籍均由各科专家遴选精善底本，加以严谨校勘，为读者提供精确的原文。②原则上只收原文，不作校记和注释，旨在使读者在研习之中渐得旨趣，体悟真谛。③每书撰写了导读，介绍该书的作者生平、成书背景、学术特点，及对临床的指导意义以及如何学习运用等内容，提要钩玄，以启迪读者。为便于读者检索，书后附以索引。

期望本丛书的出版，能真正起到读古籍，筑根基，做临床，提疗效的作用，有助于中医临床人才的培养和成长，以推动我国中医药事业的发展与创新。

一、经典著作

《黄帝内经素问》
《灵枢经》
《伤寒论》
《金匮要略》
《温病条辨》
《温热经纬》

二、通用著作

《素问玄机原病式》
《素问病机气宜保命集》
《儒门事亲》
《脾胃论》
《兰室秘藏》
《格致余论》
《丹溪心法》
《景岳全书》
《医贯》
《理虚元鉴》
《慎柔五书》
《医宗金鉴》
《石室秘录》
《杂病源流犀烛》
《类证治裁》
《医林改错》
《血证论》
《本草备要》
《医方集解》
《名医类案》
《医学衷中参西录》

三、各科著作

(一) 内科

《金匮钩玄》
《秘传证治要诀及类方》
《医宗必读》
《医学心悟》
《证治汇补》
《医门法律》
《张氏医通》
《张聿青医案》

《临证指南医案》

《症因脉治》

《医学入门》

《医醇賸义》

（二）外科

《外科证治全生集》

《外科发挥》

《疡科心得集》

《外科精义》

（三）妇科

《妇人大全良方》

《女科经纶》

《傅青主女科》

《竹林寺女科秘传》

《济阴纲目》

（四）儿科

《小儿药证直诀》

《活幼心书》

《幼科发挥》

《幼幼集成》

（五）眼科

《秘传眼科龙木论》

《审视瑶函》

《银海精微》

《目经大成》

《眼科金镜》

（六）耳鼻喉科

《重楼玉钥》

《口齿类要》

《喉科秘诀》

（七）针灸科

《针灸甲乙经》

《针灸大成》

《针灸聚英》

（八）骨伤科

《永类钤方》

《仙授理伤续断秘方》

《世医得效方》

《正体类要》

《伤科汇纂》

《厘正按摩要术》

（九）养生

《遵生八笺》

《老老恒言》

人民卫生出版社

2006年5月

序

中医药学是具有中国特色的生命科学，是科学与人文融合得比较好的学科，在人才培养方面，只要遵循中医药学自身发展的规律，只要把中医理论知识的深厚积淀与临床经验的活用有机的结合起来，就能培养出优秀的中医临床人才。

近百余年西学东渐，再加上当今市场经济价值取向的作用，使得一些中医师诊治疾病，常以西药打头阵，中药作陪衬，不论病情是否需要，一概是中药加西药。更有甚者不切脉、不辨证，凡遇炎症均以解毒消炎处理，如此失去了中医理论对诊疗实践的指导，则不可能培养出合格的中医临床人才。对此，中医学界许多有识之士颇感忧虑而痛心疾首。中医中药人才的培养，从国家社会的需求出发，应该在多种模式多个层面展开。当务之急是创造良好的育人环境。要倡导求真求异，学术民主的学风。国家中医药管理局设立了培育名医的研修项目，首先是参师襄诊，拜名师制订好读书计划，因人因材施教，务求实效。论其共性则需重视"悟性"的提高，医理与易理相通，重视易经相关理论的学习；还有文献学、逻辑学，生命科学原理与生物信息学等知识的学习运用。"悟性"主要体现在联系临床，提高思想思考思辩的能力，破解疑难病例获取疗效。再者是熟读一本临证案头书，研修项目精选的书目可以任选，作为读经典医籍研修晋阶保底的基本功。第二是诊疗环境，我建议城市与乡村、医院与诊所、病房与门诊可以兼顾，总以多临证多研讨为主。若参师三五位以上，年诊千例以上，必有上乘学问。第三是求真务实，“读经典做临床”关键在“做”字上苦下功夫，敢于置疑而后验证、诠释进而创新，诠证创新自然寓于继承之中。

中医治学当溯本求源，古为今用，继承是基础，创新是归宿，认真继承中医经典理论与临床诊疗经验，做到中医不能丢，进而才是中医现代化的实施。厚积薄发、厚今薄古为治学常理。所谓勤求古训、融汇新知，即是运用科学的临床思维方法，将理论与实践紧密联系，以显著的疗效、诠释、求证前贤的理论，寓继承之中求创新发展，从理论层面阐发古人前贤之未备，以推进中医学科的进步。

综观古往今来贤哲名医均是熟谙经典，勤于临证，发遑古义，创立新说者。通常所言的“学术思想”应是高层次的成就，是锲而不舍长期坚持“读经典做临床”在取得若干鲜活的诊疗经验的基础上，应是学术闪光点凝聚提炼出的精华。笔者以弘扬中医学学科的学术思想为己任而决不敢言自己有什么学术思想，因为学术思想一定要具备有创新思维与创新成果，当然是在继承为基础上的创新；学术思想必有理论内涵指导临床实践，能以提高防治水平；再者学术思想不应是一病一证一法一方的诊治经验与心得体会。如金元大家刘完素著有《素问玄机原病式》，自述“法之与术，悉出《内经》之玄机”，于刻苦钻研运气学说之后，倡“六气皆从火化”，阐发火热症证脉治，创立脏腑六气病机、玄府气液理论。其学术思想至今仍能指导温热、瘟疫的防治。非典型传染性肺炎(SARS)流行时，运用玄府气液理论分析证候病机，确立治则治法，遣药组方获取疗效，应对突发公共卫生事件造福群众。毋庸置疑刘完素是“读经典做临床”的楷模，而学习历史，凡成中医大家名师者基本如此，即使当今名医具有卓越学术思想者，亦无例外，因为经典医籍所提供的科学原理至今仍是维护健康防治疾病的准则，至今仍葆其青春，因此“读经典做临床”具有重要的现实意义。

值得指出，培养临床中坚骨干人才，造就学科领军人物是当务之急。在需要强化“读经典做临床”的同时，以唯物主义史观学习易经易道易图，与文、史、哲，逻辑学交叉渗透融合，提高“悟性”指导诊疗工作。面对新世纪东学西渐是另一股潮流，国外学者研究老聃、孔丘、朱熹、沈括之学，以应对技术高速发展与理论相对滞后的矛盾日趋突出的现状。譬如老聃是中国宇宙论的开拓者，惠施则注重宇宙中一般事物的观察。他解释宇宙为总包一切之“大一”与极微无内之“小一”构成，大而无外小而无内，大一寓有小一，小一中又涵有大一，两者相兼容而为用。如此见解不仅对中医学术研究具有指导作用，对宏观生物学与分子生物学的链接，纳入到系统复杂科学的领域至关重要。近日有学者撰文讨论自我感受的主观症状对医学的贡献和医师参照的意义；有学者从分子水平寻求直接调节整体功能的物质，而突破靶细胞的发病机制；有医生运用助阳化气，通利小便的方药能同时改善胃肠症状治疗幽门螺杆菌引起的胃炎，还有医生使用中成药治疗老年良性前列腺增生，运用非线性方法，优化观察指标，不把增生前列腺的直径作为惟一的“金”指标，用综合量表评价疗效而获得认许，这就是中医的思维，要坚定地走中国人自己的路。

人民卫生出版社为了落实国家中医药管理局设立的培育名医的研修项目，先从研修项目中精选 20 种古典医籍予以出版，余下 50 余种陆续刊行，为我们学习提供了便利条件，只要我们“博学之，审问之，慎思之，明辨之，笃行之”，就会学有所得、学有所长、学有所进、学有所成。治经典之学要落脚临床，实实在在去“做”，切忌坐而论道，应端正学风，尊重参师，教学相长，使自己成为中医界骨干人才。名医不是自封的，需要同行认可，而社会认可更为重要。让我们互相勉励，为中国中医名医战略实施取得实效多做有益的工作。

王永炎

2005 年 7 月 5 日

导读

《医醇賸义》四卷，清·费伯雄著，成书于公元1863年。作者出身世医名家，学验俱丰，本书为其代表著作。是书卷帙不繁，言语简要，论病述方，井井有条。全书内容多是作者经验之谈，突出特点在临床辨证施治与处方用药上，对指导临床实践颇有裨益，实为一本较好的中医临床参考书。

一、《医醇賸义》与作者

费伯雄，字晋卿，清代江苏武进县孟河人，出身世医家庭。青年时期先习举子业，后弃儒学医，改承家学。咸丰同治年间，以医术闻名于大江南北，曾先后为道光朝太后医治肺痈和为道光帝诊治失音。费氏治学，既不拘执古人成法，又不趋奇立异，立论以和缓、醇正为旨，治法以清润、平稳为主，善于通变化裁古人成方，自制多首新方，总以实用、有效为切要。其他著作还有《医方论》、《怪疾奇方》等。

《医醇賸义》系作者晚年所著，初刻于1863年。此前，费氏曾著《医醇》24卷，后毁于兵火。晚年作者追忆该书中的内容，但“不及十之二三”，故改书名为《医醇賸义》。全书共四卷。卷一列脉法、察舌要言、四家异同、重药轻投辨、同病各发、中风、中寒、暑热湿；卷二列秋燥、火、劳伤、脑漏、鼻衄、齿牙出血；卷三列咳嗽、痰饮、结胸、痎疟、黄瘅、三消；

卷四列痿、痹、胀、下利、诸痛、三冲。全书内容言简意赅，立论精粹醇正，以切脉、察舌为诊法之重点，以症状为辨证的主要依据，以治法、方药为施治的主要内容，其中尤以对慢性疾病的阐述为多，辨证施治精详。在每病的编次安排上，采取先论病症，次载自拟方，后附诸家验方的格局。该书现存多种版本。主要有清·同治二年（1863）耕心堂刻本、清·光绪三年（1877）重刻本、上海卫生出版社排印本（1957）、上海科学技术出版社校注本（1959）等。

二、《医醇賸义》的主要学术特点及临床指导意义

概括而言，本书主要学术特点及对临床的指导意义有以下几方面。

1. 力倡和缓醇正之风

费氏强调，“醇正”之精华在“义理之得当，而不在药味之新奇”，同时，毕生力倡“和缓”之风，以冀后学“一归醇正，不惑殊途”。谆谆告诫后学当于各家异处求其同，不必胶执成见，机械搬用。否则，“欲求近效，反速危亡”，终乃“自误以误人矣”。其曰：“天下无神奇之法，只有平淡之法，平淡之极，乃为神奇”。故常以看似平淡之剂，出奇中病。如论治“关格”一症，费氏发扬古训，认为其病位“实由于中上焦，而非起于下焦”，其主要病机应为“心肝两经之火煎熬太过，营血消耗，郁蒸为痰；饮食入胃，以类相从，谷海变为痰薮，而又孤阳独发，气火升痰”所致。故临证时应“治之以至和，导之以大顺，使在上者能顺流而下，则在下者亦迎刃而解。”由此，于调养营卫中理出三法：一者平肝理气，制归桂化逆汤；一者和胃化痰，制人参半夏汤；一者兼清君相之火，制和中大顺汤，充分体现了其议病用药以和缓醇正为要旨的思路与特色。

2. 重视脏腑气血辨治

费氏认为，“五脏六腑，化生气血；气血旺盛，营养脏腑”，两者间密切相关，故临证时尤应注重从脏腑气血入手辨治。如论虚劳内伤，认为病因病机以精血不足、脏腑元气亏损为主，病初“气血尚盛”，病中“愈劳愈虚”，及至损及脏腑，则“荣血渐耗，真气日亏，头眩耳鸣，心烦神倦，口燥咽痛，吐血衄血，而疾不可为矣。”观其根本，则“不出气血两途”，而“治气血者，莫重于脾肾”。因气之根在肾，血之统在脾，“气血旺盛，二脏健康，他脏纵有不足，气血足供挹注，全体相生，诸病自已。”同时，作者根据阴阳互根、气血互生原理，提出“救肾者，必本于阴血”；“救脾者，必本于阳气”。批评时医治此病时不是用四物汤加知母、黄柏，就是用大造丸加龟甲、黄柏，以“一派阴寒腥浊性味，将置脾胃生长之气于何地?”认为此种独重治肾的方法，“不是在补益气血，而是在败坏气血。”其论博而详实，其治和缓醇正，无不启迪后学。

3. 阐发六气病机之要

六气致病，或由外感，或由内生，各有所伤。费氏承先贤之论，多有真知灼见，于是书中详细论述了六气病机之异同规律，可谓嘉惠后学，诚非浅矣。如其论风邪中人，“惟卫能捍外，营能固内，腠理秘密，毛窍不开，斯贼风外邪，无能侵犯。”由此认为，调营固卫应是防其外袭的根本方法。再如其论燥邪伤人，认为《内经》于燥，“并非大畅其说”，以致“世俗相沿，误以湿病为燥病，解者亦竟以燥病为湿病”，而“全然误会”。同时，指出喻昌改“秋伤于湿”为“秋伤于燥”，是独具慧眼。但对其“秋不遽燥，大热之后，继以凉生，凉生而热解，渐至大凉，而燥令乃行焉，此则燥字义，乃作大凉解”的说法提出异议。认为“秋日燥烈，言暴及干”，当属阳邪，岂能一味凉释！同时，对喻昌的“秋不分不燥”论亦持异议，认为不符合四序流行和六气变更的实际规律。可谓一针见血，切中要害。所论既有理有据，又精当实用。

4. 长于裁古而制新方

《医醇賸义》一书共载方 480 余首，其中作者自创新方近 200 首。费氏强调，“执古方以治新病，往往有冰炭之不入者，尤不可以不审。”故认为师古而不泥者，“乃为善学古人”。其临证时，悉心审度，不拘成法，化裁古方，创制新方，且多不自秘。如以自制之加味白虎汤治中暑；以自制之加味泻心汤治心火炽盛，衄血吐血；以自制之琥珀导赤汤治心火下移，溲溺淋浊涩痛等，均由古人成方化出，又多从亲身实践中来，考虑周密，颇具巧思，用之亦具良效。总之，费氏制方用方，运用巧妙，确有定见，十分具有实践意义。

三、如何学习应用《医醇賸义》

1. 抓住纲领，掌握要点

学习他人经验，掌握他人学问，首先要系统掌握其纲领、要点、特色，这是一种事半功倍的学习方法。《医醇賸义》一书理论内涵丰富，成方治法颇多，不必要一个个死记硬背。例如具体病证的辨治，学习过程中，我们首先应准确掌握其病证特点、病因病机特点、治疗要点及主要证型，抓住某一病证的辨治纲领，而这些正是作者于书中想要表达和展示给读者的精华之所在，掌握了这些，其具体内容也就了然在胸，从而达到纲举目张、透彻领悟的学习目的。

2. 前后互参，融会贯通

《医醇賸义》一书所论各病证的病因病机、证治规律虽有其独立性，但许多病证之间是有内在联系和明显区别的。同时，书中理论探讨和经验总结部分具总论性质，是作者的总体性经验总结。这就要求读者在学习过程中，应做到前后互参、融会贯通。只有这样，才能系统全面地掌握《医醇賸义》一书的主要学术思想。例如，作者所倡导的议病用药之“和缓醇正”思想，我们只有从书中各个具体病症的辨治过程中才能很好地领悟。再如，作者“重视脏腑气血辨治”的思想，单从一病一证的学习过程中也是不能归纳出来的，心须于书中前后对照，相阅互参，才能从中理出头绪，从而发现规律，掌握要点。

3. 联系实际，学用结合

从理论到实践，再从实践到理论，是人们深化认识的客观过程。对于中医学这门实践性很强的学科来说，这一方面尤显重要。联系实际，学以致用，是我们学习《医醇賸义》一书的最终目标。通过研读，在系统了解和掌握该书主要学术思想和实践经验的基础上，应注意做到理论联系实际，不能按图索骥，更不能教条式地搬用书中理论套用临床，应细心体会书中所展现的于诊断和处方中的辨证论治、灵活变通特色，正确加以运用，以有效指导和丰富临床实践。

王 鹏 王振国

2006 年 4 月

整理说明

《医醇賸义》四卷，系清代著名医家费伯雄晚年所著。本书在临床辨证施治与处方用药上，对指导临床实践颇有裨益，实为一本较好的中医临床参考书。

本书初刻于1863年。此前，费氏曾著《医醇》24卷，后毁于兵火。晚年作者追忆该书中的内容，但“不及十之二三”，故改书名为《医醇賸义》。该书现存多种版本。主要有清·同治二年（1863）耕心堂刻本、清·光绪三年（1877）重刻本、上海卫生出版社排印本（1957）、上海科学技术出版社校注本（1959）等。本次整理以清·同治二年耕心堂刻本为底本，以光绪本、上卫本、上海科技校注本为校本。书中俗体字、繁体字、异体字等一律以标准简化字律齐；对于古今字，凡能明确其含义者，均以今字代之；对于某些通假字，则尽量恢复本字；凡底本中出现的明显错别字，直接予以改正。不出校。

由于整理者水平有限，工作中错误之处在所难免，敬请同道指正。

自序

秦有良医，曰和、曰缓。彼其望色辨候，洞见膏肓，非所谓神灵诡异者欤！乃其论针灸，论汤药，言言典要，开启后人，又何其纯粹以精也！岂不以疾病常有，怪病罕逢，惟能知常，方能知变，故于命名之日，早以和、缓自任欤！夫疾病虽多，不越内伤、外感。不足者补之，以复其正；有余者去之，以归于平，是即和法也、缓治也。毒药治病去其五，良药治病去其七，亦即和法也、缓治也。天下无神奇之法，只有平淡之法，平淡之极，乃为神奇；否则眩异标新，用违其度，欲求近效，反速危亡，不和、不缓故也。雄自束发受书，习举子业，东涂西抹，迄无所成，遂乃决然舍去，究心于《灵》、《素》诸书，自张长沙下迄时彦，所有著述，并皆参观。仲景夐乎尚已，其他各有专长，亦各有偏执，求其纯粹以精，不失和、缓之意者，千余年来，不过数人。因思医学至今芜杂已极，医家、病家，目不睹先正典型，群相率而喜新厌故，流毒安有穷哉！救正之法，惟有执简驭繁，明白指示，庶几后学一归醇正，不惑殊趋。爰将数十年所稍稍有得，而笔之于简者，都为一集，名曰《医醇》，共二十四卷，分为六门：曰脉、症、治，首察脉，次辨症，次施治，此三者为大纲。就治字中又分三层：曰理、法、意。医有医理，治有治法，化裁通变，则又须得法外意也。乃灾梨半载，而烽火西来，赤手渡江，愁苦万状，栖身异地，老病日增，风雨之夕，林木叫号，半壁孤灯，青影如豆，回首往昔，如梦如尘，良足悲矣！自念一生精力，尽在《医醇》一书，欲再发刻，以大畅和缓之风，而坊刻定本与家藏副本，尽付祝融，求之二年，不可复得。昔人谓人生得几句文字流传，大关福命。此言诚不我欺也。近因左足偏废，艰于步履，坐卧一室，益复无聊，追忆《医醇》中语，随笔录出，不及十之二三。儿辈复请付梓，予以并非全书，不欲更灾梨枣，而门下士以为虽非全豹，亦见一斑，且指迷处正复不少，若并此湮没，则大负从前医尚和缓之苦心矣。勉从其请，改题曰《医醇賸义》，而自序其巅末如此。惟愿阅是编者，谅予之心，悲予之遇，匡其不逮而惠教之，则幸甚！

同治二年岁在癸亥仲春之吉

武进费伯雄晋卿氏题于古延陵之寓斋

李小湖先生题辞

访费晋卿明经伯雄于武进之河庄即赠

舟泊石桥湾，水行变而陆。巾车赴河庄，只轮转轳辘。一路耞板声，纳禾场已筑。乌下多白颈，农来尚赤足。不放锄柄空，种麦秋雨沐。西风忽戏我，吹帽堕岩麓。蓦然见嘉山，上有参军躅。天使步古贤，催诗送题目。村氓那得知，独造幽人屋。

其二

渎传孟简迹，山被孟嘉名。嘉山对黄山，两山夹一城。城为备倭设，滨江古屯兵。江落沙洲拓，幸远波涛惊。五门不通楫，四至皆陆程。鸠聚到今日，草草称太平。君家城南隅，环堵出书声。别舍咫相接，病腊来千形。仁心济仁术，不出慰苍生。名士为名医，倍泄山川灵。

其三

入门未见君，壁悬两小影。一坐红豆村，一招采莲艇。自题南北曲，优入元人境。俗子但寻医，新腔复谁领。不破万卷书，安试药三品。由来艺通道，神悟到毫颖。会稽名书家，转掩志高迥。竟陵号茶神，风雅为齿冷。无怪阎画师，天子呼不省。

其四

儒林与文苑，千秋照简编。岂无艺术传，别表冠世贤。华佗许颖宗，妇孺惊若仙。本草三千味，《难经》八十篇。格致即圣学，名与精神传。况用拯危殆，能夺造化权。活人较良相，未知谁后先。莘渭不巷遇，徒手难问天。孟城一匹夫，所值蒙生全。日济什百人，功德岁万千。大哉农轩业，托始尧舜前。

发　凡

——是编先论病症，随载自制方，后附古方。非敢僭越古人，后先倒置，欲令阅者先将病症及治法了然于胸中，然后再取古方，一一参看，使知印证古人之处，全不在拘执成法，而亦不离成法，乃为能自得师。

——东垣、丹溪，一补阳，一补阴，实开两大法门。惟升、柴、知、柏，非可常用，故方中凡有此四味者，概不多录。后人但师其温补脾胃及壮水养阴之法可也。

——伤寒一门，头绪纷繁，非数千百言所能尽。集隘，故不复登。

目录

卷一

脉法

脉乃命脉，气血统宗；气能率血，气行血从。

《内经》亦言血脉，而气在血先之义自见，并无语病。后人著《脉经》，遂谓脉为血脉，气往应之。其下文又云：脉不自行，气动脉应。先说气应脉，后说脉应气。尺幅之中，自相悖戾。今特正之。

右寸为肺，所以主气；百脉上通，呼吸所系。左寸为心，生血之经；一气一血，赖以养形。

天地之大用，莫先于水火；人身之至宝，不外乎气血。阴以抱阳，阳以摄阴。阴阳生长，互相为根，故两寸又为诸经之统领。胸中附右寸，膻中附左寸。此上以候上之义也。

其在右关，脾胃属土；仓廪之官，水谷之府。

右外以候胃，内以候脾。土为万物之母，脾胃不败，则正气犹存，病家所以重胃气也。

其在左关，肝胆之部；风阳易动，不宜暴怒。

左外以候肝，内以候膈。肝胆应春，所以生长，然风阳易动，亢则为害，最宜善调。

右尺命门，釜下之火；日用必需，是可补助。

经谓尺外以候肾，尺里以候腹。五脏惟肾有两枚，故两尺不分左右，皆属于肾。腹中则统命门，大小肠、膀胱皆在其中。究竟不分配，则混淆无主，后人无所持循。今将命门归于右尺，大肠隶之。命门火衰，便不能熏蒸脾土，百病从此而生，但宜善为温养，不可过燥。

左尺肾水，性命之根；与右尺火，并号神门。

肾归左尺，膀胱、小肠隶之。天一生水，性命之原。尺脉有神，纵有重恙，犹能转吉；若两尺败坏，决无生理。

部位既明，当知脉象。切脉之时，不宜孟浪。以我中指，先按关上；前后二指，寸尺相向。

掌后高骨，是名曰关。先将中指正按关上，再将前后二指平放寸尺之上。人长排指宜疏，人短排指宜密。

脉有七诊，浮中及沉；左右判别，上阳下阴。

寸脉浮取，关脉中取，尺脉沉取。左与右，即左右手分属之脏腑；上与下，即寸以候上、尺以候下也。

九候之法，即浮中沉；三而三分，分部推寻。

浮以候寸，中以候关，沉以候尺，是合寸、关、尺为三候也。每部之中，又各有浮、中、沉三候，是分寸、关、尺为九候也。

别有一种，名曰斜飞；尺则犹是，寸关相违。

斜飞之脉，尺部如常，关、寸之脉，斜行透过高骨。一手如此者甚多，浮沉之间，与常脉稍异。

更有一种，正位全无；反出关后，大象模糊。

反关之脉，正位全无，反出关后，形如血管。大象至数，不甚分明，毕竟反常之事，不足为训，诊时尤宜善会。

男脉左大，女脉右盛；男子寸强，女子尺胜。

男为阳，女为阴，故男脉左大，女脉右大。男子寸盛尺虚，阳胜阴也；女子尺盛寸虚，阴胜阳也。

脉应四时，递相判别；春弦夏洪，秋毛冬石。

春初发生，有枝无叶，故脉弦以象之。夏令繁盛，枝叶畅茂，故脉洪以象之。秋令肃清，草木黄落，故脉毛以象之。冬令闭藏，水土坚凝，故脉石以象之。长夏属土，则脉更宜于和缓。

五脏之脉，各部分见；先能知常，方能知变。

五脏之脉，各有本象，反常则为病。

心脉浮大；肺脉浮涩；肝脉沉弦；肾脉沉实；脾胃之脉，和缓得中；右尺命火，与心脉同。

旧说心脉之浮，浮大而散；肺脉之浮，浮涩而短；肝脉之沉，沉弦而长；肾脉之沉，沉实而濡等语，予窃有所未安。夫心为君火，火性炎上，故脉宜浮。君火柔和，故浮大而不洪数。但用浮、大二字，状心脉最佳。若兼散象，则气血虚脱，疾不可为矣。散字宜节去。肺主气，故脉亦浮。其兼涩者，气多血少故也；若兼短，则气病而为肺害。短字宜节去。肝脉沉弦，固也。若长脉，当候于寸尺，不当候于关上。长字宜节去。又云肾脉之沉，沉实而濡。濡脉之象，浮而且小，与沉实相反，断不能相兼。濡字更宜节去。

临诊脉时，虚心静气。虚则能精，静则能细。以心之灵，通于指端，指到心到，会悟参观。

切脉之道，全贵心灵手敏，活泼泼地一片化机，方能因应。此在平日讲求精切，阅历既多，指下之妙，得之于心，不能宣之于口，实有此种境界。即如六阳之脉，偏于浮大；其沉候即在常脉之中候，不得谓之沉候全无也。六阴之脉，偏于沉细；其浮候即在常脉之中候，不得谓之浮候全无也。又况病有新久，体有强弱，年有壮老，见症虽同，施治不一，化裁通变，则泛应各当矣。

脉来太过，外感为病；脉来不及，内伤之症。

外感六淫，风、寒、暑、湿、燥、火也，其脉必有洪、数、弦、紧、滑、大等象。内伤七情，喜、怒、忧、思、悲、恐、惊也，其脉必有细、涩、濡、微、弱、小、芤、散等象。

人之大气，积于胸中；呼吸出入，上下流通。呼出之气，由心达肺；吸入之气，肝肾相济。

大气积于胸中，所以统摄一身。呼出则由心达肺，吸入则由肝纳肾。故论根气，则归本于肾，而枢纽实在中州。

呼吸定息，迟数可别。一息四至，和平之极；五至为常，亦无差忒；三至为迟，迟乃寒结。二损一败，不可复活；六至为数，数即病热；七至为疾，热甚危急；若八九至，阳竭阴绝。

一息四至，脉极和平。其谓五至无疴，闰以太息者，是言四至中时多一至，乃人之息长，如三年一闰，五年再闰，非论一息五至之本脉也。其实一息五至，常人甚多，亦非病脉。惟三迟、六数、七疾，乃为寒病、热病。其一二至与八九至，则为阴绝、阳绝，无从施治。

浮脉在上，轻按即得，肌肤之间，百不失一。沉脉在下，主里主阴，按至筋骨，受病最深。

浮脉属阳，主表；沉脉属阴，主里。

浮沉迟数，脉之大端，四者既明，余脉详看。

浮迟表寒，浮数表热，沉迟里寒，沉数里热。余可类推。

大纲秩然，条目宜审；滑涩虚实，亦为要领。

浮沉以辨表里，迟数以辨寒热，是为脉之大纲。滑与涩，所以验气血之通塞；虚与实，所以分邪正之盛衰，是为脉之条件。脉症虽多，不外乎此。故以下分为八门，以总括之。

浮脉上泛，如水漂木，轻取即得，重按不足。芤脉如葱，轻平而空。浮沉俱有，但虚其中。如按鼓皮，其名曰革，中沉俱空，阳亢阴竭。

浮脉为阳，主一切表病，故脉在肌肤之间。芤主失血，中空者，气不能摄血故也。革脉弦大而浮，故谓虚寒相搏，其实乃阴不抱阳，孤阳上浮，真阴下脱之象。

肌肉之下，其脉为沉，重按乃得，病发于阴，弦大而沉，厥名曰牢，气凝血结，浊阴混淆。沉极为伏，三候如无，气机闭塞，真阳已孤。

沉脉属阴，主一切里症。牢则多主蓄血积聚。伏则气分闭塞，清阳不能发舒。

迟脉为寒，气凝血滞，若损与败，不可复治。迟而一止，其名曰结，气血错乱，兼主冷积。结虽时止，至数无常。代则有定，气血消亡。

迟为阴寒，气不宣通，故至数艰缓。迟而时有一止，旋止旋还，并无定数，谓之结脉，乃气血错乱，寒气积聚所致。若止不能还，兼有定数，便是代脉。四动一止，五六日死；两动一止，三四日死也。

数脉为热，其阴必虚，若因风火，则为有余。热甚则疾，一息七至；八九为极，烦冤而死。数而一止，其脉为促，多主肺痈，郁热阳毒。

数脉为热，不外虚实两端。疾则热甚而危，极则必无生理。促乃数而一止，亦无定数，热郁于中，故多肺胃之病。

滑脉主痰，亦主诸气，气盛痰多，往来流利。动脉如豆，多见于关。若在寸尺，阴阳两悭。

滑亦阳脉，痰气盛，故往来流利。动脉多见关部，若在寸为阳动，主亡阳汗多；在尺为阴动，乃阴虚热极。女子见于寸关，即为孕娠。

涩为血少，往来涩滞，血不养气，艰难而至。

血少不润，故往来艰涩，轻刀刮竹，如雨沾沙，俱极形似。

虚脉如何，往来无力，浮中如常，沉候亏缺。濡脉浮小，如水漂棉，轻取无力，重按豁然。微脉更虚，有无之间，气血亏损，病势颠连。散脉无定，涣而不收，元气将败，如水浮沤。弱脉在下，似弦非弦，沉细而软，不宜壮年。细则更沉，如发如丝，行于筋骨，虚寒可知。短脉气病，见于寸尺，不能满部，真阳遏抑。

虚脉往来无力，三候俱有，而沉候实空。濡脉小而且浮，浮中俱有，沉候如无。微则但有浮中，并无沉候。散则涣散无定，气血皆脱之象。弱脉但有中、沉两候，浮候如无。细脉则更沉而且小，如一丝在筋骨之间。短则气弱，真阳不能通畅。以上各脉，皆由气血虚弱，故汇在虚字门中，不附于浮、沉两部。

实脉之来，三候有力，更大于牢，邪滞郁结。洪脉上涌，与洪水同，泛泛不已，热盛于中。大脉较阔，来刚去柔，正虚邪盛，病进可忧。弦脉劲直，如张弓弦，木旺克土，痰饮连绵。弦而弹转，其脉为紧，为寒为痛，浮沉宜审。寸尺之脉，有时而长，过于本位，毗阴毗阳。

实脉三候有力，更大于牢，为邪滞郁结。洪则如涌如沸，邪热炽盛。大则正虚病进，久病更危。弦为肝之本象，木旺克土，故主气又主痰饮。浮紧为寒，沉紧为痛，并为气病。长过于寸，则毗阳而亡阴；长过于尺，则毗阴而亡阳。又为关格之征。以上各种，皆是实病，故汇入实字门中，不附别部。

惟有缓脉，悠悠扬扬，是为胃气，见之吉祥。别有一种，怠缓近迟，血虚气弱，积湿可知。

缓者从容和缓，所谓胃气也。悠悠扬扬，意思欣欣，此八字最能传缓字之神。病家得此，定可无害；若怠缓无神，乃是湿病，不可不知。

一切病症，不外三因。何症何脉，辨之贵真。不能殚述，自可引伸。神而明之，存乎其人。

察舌要言

一、白为阴、为寒、为湿。

二、黄为胃中有热，深黄为热极胃火，黄厚苔为湿热。

三、赤而带血，为胃火，更必兼阴亏。赤如猪腰子，表面有极薄绉白衣，为肾脏本色上泛，难治。鲜红如血，心胃热炽。满舌光红，心营涸竭。正红色，白净苔，不腻亦不干，是为平人正色舌。

四、黑而多津，为水克火，宜参附、四逆。

五、黄而起刺、黑而起刺，宜三承气急下存阴。红而起刺如杨梅，宜神犀丹。均以脉证合参决之。

六、舌底糙，上面粘着如碎饭粒，玉女煎主之；轻则桂苓甘露饮。虚劳见舌糜，为大忌。

七、不青不紫不黑，亦青亦紫亦黑，名死现舌，主肝胃绝，必败无疑。

四家异同

仲景立方之祖，医中之圣。所著《伤寒》、《金匮》诸书，开启屯蒙，学者当奉为金科玉律。后起诸贤，不可相提并论。所谓四大家者，乃张子和、刘河间、李东垣、朱丹溪也。就四家而论，张、刘两家，善攻善散，即邪去则正安之义。但用药太峻，虽有独到处，亦未免有偏胜处。学者用其长而化其偏，斯为得之。李、朱两家，一补阳，一补阴，即正盛则邪退之义，各有灼见，卓然成家。无如后之学者，宗东垣则诋诃丹溪，宗丹溪则诋诃东垣，入主出奴，胶执成见，为可叹也。殊不知相反实以相成，前贤并非翻新立异。即发热一症而论，仲景谓凡热病者，皆伤寒之类也。故有桂枝、麻黄等汤，以治外感之发热。至内伤之症，东垣则以甘温治阳虚之发热，丹溪则以苦寒治阴虚之发热，各出手眼，补前人所未备。本随症治症，未尝混施。乃宗东垣者，虽遇阴虚发热，亦治以甘温，参、芪不已，甚而附、桂。宗丹溪者，虽遇阳虚发热，亦治以苦寒，地、冬不已，甚而知、柏。此尚何异于操刃乎！非东垣、丹溪误人，不善学东垣、丹溪，自误以误人也。吾愿世之学者，于各家之异处，以求其同处，则辨症施治，悉化成心，要归一是矣。

重药轻投辨

无锡顾左，患中脘不舒，饮食减少。予诊其脉，左关甚弦，右部略沉细。此不过肝气太强，脾胃受制耳！乃出其前服方，则居然承气汤，硝与黄各七八分，朴与实各五六分。方案自载宗仲景法，重药轻投。噫，人之好怪，一至此乎！予为制抑木和中汤，三剂而愈。今特申辨之。盖三承气汤，有轻有重，原为胃实大症而设，故用斩关夺门之法，救人于存亡危急之秋，非可混施于寻常之症也。今以脾胃不和之小恙，而用此重剂，彼盖以大手笔自居，又恐药力太猛，故将重药减轻，用如不用，免得立见败坏，以巧为藏身耳！殊不知重药既可轻投，何不轻药重投，岂不更为妥当乎？揣其意，不过以身负重名，若用寻常方法，不见出色，故小题大做，以自眩其奇。医家敢于以药试人，病家亦甘于以身试药，此风日起，流毒无穷。予故不惮烦言，谆谆辨论，以为厌故喜新者之明戒。

抑木和中汤自制

蒺藜四钱　郁金二钱　青皮一钱　广皮一钱　茅术一钱炒　厚朴一钱　当归二钱　茯苓二钱　白术一钱　木香五分　砂仁一钱　佛手五分　白檀香五分

同病各发

巧不离乎规矩，而实不泥乎规矩。岳忠武不深究阵图，以为阵而后战，本属常法，然运用之妙，在乎一心，尤以临机应变为要，旨哉言乎！吾于古方，亦犹是已。真珠母丸，本许学士治游魂为变，夜寐不安而设。予尝以此方，略为加减，治三种重恙，无不应手而效。

盖同病各发，见症虽异，而致病则同，化裁变通，于不执成见中，确有定见，斯头头是道矣。予非教人蔑古荒经，欲人师古人之意，而不泥古人之方，乃为善学古人。且执古方以治今病，往往有冰炭之不入者，尤不可以不审也。

丹徒张姓女，患五心烦扰，自头至腰，时时作颤，坐卧不安。予制驯龙汤，连服数十剂而愈。

驯龙汤自制

龙齿二钱　真珠母八钱　羚羊角一钱五分　杭菊二钱　生地六钱　当归二钱　白芍一钱　薄荷一钱　沉香五分　续断二钱　独活一钱　红枣十枚　钩藤勾四钱后入。

常州丁姓女，患惊悸气促，喉舌作痛。予制驯龙驭虎汤，连服数十剂而愈。

驯龙驭虎汤自制

龙齿二钱　琥珀一钱　真珠母八钱　生地六钱　玉竹四钱　瓜蒌皮三钱　石斛三钱　柏子霜二钱　白芍一钱五分　薄荷一钱　莲子二十粒打碎勿去心　沉香四分人乳磨冲。

无锡孙左，身无他苦，饮食如常，惟彻夜不寐，间日轻重，如发疟然，一载未愈。予诊其脉，左关独见弦数，余部平平。因思不寐之症，共十三条，从无间日重轻之象，惟少阳受病，方有起伏。但少阳为半表半里之经，不进则退，安能久留？此实与厥阴同病，甲乙同源，互相胶结，故有起伏而又延久也。为制甲乙归藏汤，连服数十剂而愈。

甲乙归藏汤自制

真珠母八钱　龙齿二钱　柴胡一钱醋炒　薄荷一钱

生地六钱　归身二钱　白芍一钱五分酒炒　丹参二钱　柏子仁二钱　夜合花二钱　沉香五分　红枣十枚　夜交藤四钱切。

中　风

经曰：风者，百病之长也。风性轻而善走，无微不入，其中人也易，其发病也速，故为百病之长。人惟卫能捍外，营能固内，腠理秘密，毛窍不开，斯贼风外邪，无能侵犯。否则正气一虚，外风乘间伺隙，由表入里，而病亦由浅入深矣。卫气不能捍外，则风入于肌肉，故手指麻木，而肌肉不仁，若是者名曰中络。营血不能固内，则风入于经脉，故身体重着，步履艰难，若是者名曰中经。由此而深入，则为中腑。腑者，胃腑也。胃为六腑之长，职司出纳。风入于胃，胃火炽盛，水谷之气不生津液而化痰涎，痰随火升，阻塞灵窍，故昏不知人也。由此而深入，则为中脏。脏者，心脏也。心体纯阳，风性飙举，风火上扰，神明散乱，故舌不能言，而口流涎沫。此偏枯症中由浅入深之次第也。论治者，河间主火，东垣主气，丹溪主痰，是因火召风，因气召风，因痰召风，反以火、气、痰为主，而风往从之，标本倒置，诚如喻嘉言之所讥。盖其人有火、气、痰偏胜之处，因中于风，则有火者为风火，有气者为风气，有痰者为风痰。风为主，而火与气与痰，乃与风合并交作，方为标本分明。惟侯氏黑散，填空窍以堵截外风一节，后人每多误解，以为空窍之处，惟肠与胃，若将肠胃之空窍填塞，则水谷且不得通行，人将何以自立？若有形之水谷，仍能灌输，则无形之邪风，岂反不能直走？蓄此疑者，不知凡几。殊不思邪害空窍，《内经》已明明言之。所谓空窍者，乃指毛窍及腠理言之。故侯氏黑散中，用牡蛎、矾石等收涩之药，欲令腠理秘密，毛窍固闭，正如暴寇当前，加筑城垣以堵截之，使不得入耳！非欲将肠胃之空窍，一并窒塞也。只因误会一填字，遂将空窍二字亦一齐错解，故特为明白剖析，庶几积惑可除。且侯氏黑散中，尚有精义，未经揭出，兹再为表章之。其用牡蛎、矾石，为堵截之计，固也。而其尤要者，则在于收涩敛肝，使在内之肝风不动。则先去其内应而勾结之患除，虽有邪风，孤立无援，亦将自退矣。因思保障灵府之法，无如治脾胃以实中州。脾气旺，则积湿尽去，而痰气不生；胃气和，则津液上行，而虚火自降。治病大法，无过于斯。至仓猝之时，病势危急，则又当逆而折之，虽峻猛之剂，不得不随症而施矣。

中络

中络者，风入肌表，肌肉不仁，或手指、足趾麻木。加味桂枝汤主之。

加味桂枝汤自制

桂枝八分　白芍一钱五分　甘草五分　怀牛膝二钱　川牛膝一钱五分　当归二钱　蚕沙四钱　秦艽一钱　防风一钱　红枣五枚　姜三片。

中经

中经者，风入经脉，身体重着，步履艰难。养血祛风汤主之。

养血祛风汤自制

生地五钱　当归二钱　白芍一钱酒炒　桂枝六分　茯苓三钱　白术一钱　虎胫骨一钱五分炙　续断二钱　独活一钱酒炒　秦艽一钱　牛膝二钱　木香五分　红枣十枚　姜三片　桑枝一尺。

中腑

风火炽盛，胃津不能上行，痰塞灵窍，昏不知人。加味竹沥汤主之。

加味竹沥汤自制

麦冬二钱　石斛三钱　羚羊角一钱五分　橘红一钱　胆星五分　僵蚕一钱五分炒　天麻八分　淡竹沥半杯　姜汁一滴同冲服。

中脏

心为一身之主。风火上犯，则神明散乱，舌不能言，口流涎沫，甚或神昏鼾睡，面色油红。此为难治。姑拟清心饮，以备救急之一法。

清心饮自制

牛黄五分　琥珀一钱五分　黄连五分　丹参三钱　远志五分甘草水炒　菖蒲八分　橘红一钱　胆星五分　麦冬一钱五分　淡竹叶二十张。

中脏虚症，四肢懈散，昏不知人，遗尿，鼾睡，此更难治。姑拟阴阳两救汤，以备一法。

阴阳两救汤自制

熟地八钱　附子三钱　人参二钱　菟丝子八钱盐水炒

枸杞四钱　茯神二钱　远志一钱甘草水炒　干河车三钱切　炮姜炭一钱。

煎浓汁，时时饮之。

口眼㖞斜

足阳明之脉，夹口环唇。足太阳之脉，起于目内眦。胃有痰火，又风从太阳而来，兼扰阳明，故筋脉牵掣，而口眼㖞斜也。消风返正汤主之。

消风返正汤自制

羌活一钱　天麻八分　蝎尾五支　僵蚕一钱五分炒　贝母二钱　羚羊角一钱五分　石斛三钱　花粉二钱　麦冬二钱　黄荆叶五张。

半身不遂

气虚者，手足弛纵，食少，神疲，不能步履。黄芪九物汤主之。

黄芪九物汤自制

黄芪二钱　防风一钱　当归五钱　茯苓二钱　白术一钱　鹿胶一钱五分角霜炒　独活一钱酒炒　牛膝二钱　甘草五分　大枣二枚　姜三片。

血虚者，筋节拘挛，手指屈而不伸，不能步履。舒筋通络汤主之。

舒筋通络汤自制

生地四钱　当归二钱　白芍一钱五分酒炒　川芎一钱　枸杞三钱　木瓜一钱酒炒　金毛脊二钱去毛切片　楮实子二钱　川断二钱　独活一钱酒炒　牛膝二钱　秦艽一钱　红枣十枚　姜三片　桑枝一尺。

中风僵卧

气血皆虚，手不能举，足不能行，语言蹇涩。补真汤主之。

补真汤自制

紫河车二钱干切　熟地五钱　附子一钱　山萸肉一钱五分　当归二钱　白芍一钱五分酒炒　茯神二钱　丹参二钱　远志五分甘草水炒　麦冬二钱　石斛二钱　独活一钱酒炒　牛膝二钱　红枣十枚　姜三片。

附：肝风

头目眩晕，肢节摇颤，如登云雾，如坐舟中。滋生青阳汤主之。

滋生青阳汤自制

生地四钱　白芍一钱　丹皮一钱五分　麦冬一钱五分青黛拌　石斛二钱　天麻八分　甘菊二钱　石决八钱　柴胡八分醋炒　桑叶一钱　薄荷一钱　灵磁石五钱整块同煎。

附：肾风

头目眩晕，心中悬悬，惊恐畏人，常欲蒙被而卧。滋肾熄风汤主之。

滋肾熄风汤自制

熟地四钱　当归二钱　枸杞三钱　菟丝四钱　甘菊二钱　巴戟天三钱　豨莶三钱　天麻八分　独活一钱酒炒　红枣十枚　姜三片。

中风门诸方

侯氏黑散

治大风，四肢烦重，心中恶寒不足。

菊花四十分　白术十分　茯苓三分　细辛三分　牡蛎三分　桔梗八分　防风十分　人参三分　矾石三分　黄芩

三分　当归三分　干姜三分　川芎三分　桂枝三分。

共研为末，酒服一方寸匕，日三服。禁一切辛辣热物，六十日止，则药积腹中不下，热食即下矣。

愈风丹

治诸风症，偏正头痛。

羌活一两　细辛一两　甘菊一两　天麻一两　独活一两　薄荷一两　何首乌一两。

共研末，炼蜜丸如弹子大。每服一丸，细嚼茶清下。

胃风汤

治虚风症，能食，手足麻木，牙关急搐，目内蠕瞤润，胃风面肿。

升麻一钱二分　白芷一钱二分　麻黄一钱　葛根一钱　当归一钱　苍术一钱　甘草一钱　柴胡五分　羌活五分　藁本五分　黄柏五分　草蔻五分　蔓荆子五分　姜三片　枣一枚。

薏苡仁汤

治中风，手足流注疼痛，麻痹不仁，难以屈伸。

苡仁三钱　当归一钱二分　芍药一钱二分　麻黄五分　官桂五分　苍术一钱二分　甘草八分　生姜三片。

排风汤

治风虚冷湿邪气入脏，狂言妄语，精神错乱，及五脏风发等症。

防风一钱　白术一钱　当归一钱　白芍一钱　肉桂一钱　杏仁一钱　川芎一钱　甘草一钱　麻黄一钱　白藓皮三钱　茯苓三钱　独活三钱　姜三片。

人参补气汤

治手指麻木。

人参二钱　黄芪二钱　升麻五分　柴胡五分　白芍五分　生甘草五分　炙甘草五分　五味子五分。

不加引。

桂枝汤

治风从外来，久客于络，留而不去，此方主之。

桂枝二钱　白芍三钱　甘草三钱　大枣二枚　姜三片。

小续命汤

治中风不省人事，渐觉半身不遂，口眼㖞斜，手足颤掉，语言謇涩，肢体麻痹，精神昏乱，头目眩晕，痰火并多，筋脉拘急，不能屈伸，肢节烦痛，不能转侧。

防风一钱四分　桂枝一钱四分　黄芩一钱四分　白芍一钱四分　杏仁一钱四分　甘草一钱四分　川芎一钱四分　人参一钱四分　防已二钱　麻黄一钱　附子七分　枣二枚　姜三片。

附：易老六经加减法

麻黄续命汤，治中风无汗，恶寒。本方中麻黄、杏仁、防风各加一倍。

桂枝续命汤，治中风有汗，恶风。本方中桂枝、白芍、杏仁各加一倍。

白虎续命汤，治中风有汗，身热不恶寒。本方中加知母、石膏各一钱四分，去附子。

葛根续命汤，治中风有汗，身热不恶风。本方中加葛根一钱四分，桂枝、黄芩各加一倍。

附子续命汤，治中风无汗，身凉。本方中加附子一倍，干姜、甘草各加一钱。

桂附续命汤，治中风有汗，无热。本方中桂枝、附子、甘草各加一倍。

防风通圣散

治诸风惊搐，手足瘈疭，小儿急惊风，大便急，邪热暴盛，肌肉蠕动，一切风症。

防风五分　川芎五分　当归五分　白芍五分　大黄五分　芒硝五分　连翘五分　薄荷五分　麻黄五分　山栀五分　石膏五分　黄芩五分　桔梗五分　白术五分　荆芥五分　甘草五分　滑石五分　姜三片。

涎嗽加半夏五分；破伤风加羌活、全蝎各五分。

乌药顺气散

治风气攻注四肢，骨节疼痛，遍身痹麻，语言謇涩，手足不遂。先宜多服此药，以疏气逆，然后随症投以风药。

麻黄二两　陈皮二两　乌药二两　川芎一两　僵蚕一两　白芷一两　甘草一两　枳壳一两　桔梗一两　干姜五钱。

共研为末，每服三钱，温酒调下。

加味六君子汤

治四肢不举，属于脾土虚衰，须服此专治其本，不加入风药。

人参一钱　茯苓一钱　甘草一钱　广皮一钱　半夏一钱　麦冬三钱　竹沥半杯。

口渴去半夏，加玉竹；不热者加附子。

资寿解语汤

治中风脾缓，舌强不语，半身不遂。

防风一钱　附子一钱　天麻一钱　官桂八分　枣仁一钱　羌活五分　甘草五分　羚羊角八分。

竹沥两大匙、姜汁两滴，同冲服。

天麻丸

治风因热而生，热盛则动，宜以静胜其燥，养血通络，兼去肾风。

天麻四两酒浸　牛膝四两酒浸　萆薢四两　元参四两　杜仲七两　附子一两　羌活三两　独活三两　当归十两　生地一斤。

共为细末，炼蜜为丸如桐子大。每服五七十丸，空心温酒下。

竹沥汤

治四肢不收，心神恍惚，不知人事，口不能言。

竹沥二升　生葛汁二升　生姜汁二合。

上三汁和匀，分三次温服。

千金地黄汤

治热风心烦及脾胃热壅，食不下。

生地汁五升　枸杞子汁五升　真酥一升　荆沥五升　竹沥五升　人参八两　茯苓六两　天冬八两　大黄四两　栀子四两。

后五味为细末，纳前汁内调匀，服一方寸匕，日渐加，以利为度。

凉膈散

治心火上盛，膈热有余，目赤头眩，口疮唇裂，吐衄，涎嗽稠粘，二便淋闭，胃热发斑，诸风瘈疭，手足搐搦。

连翘　栀子　薄荷　大黄　芒硝　甘草　黄芩　枣一枚　葱一根。

地黄饮子

治舌喑不能言，足废不能用，肾虚弱，其气厥不至舌下。

熟地　巴戟　山茱萸　肉苁蓉　石斛　附子　五味　茯苓　菖蒲　远志甘草水炒　官桂　麦冬各等分　姜三片　枣一枚　薄荷叶六张。

黑锡丹

治真元虚惫，阳气不固，阴气逆冲，三焦不和，冷气刺痛，饮食无味，腰背沉重，膀胱久冷，及阴症阴毒，四肢厥冷，不省人事。急用枣汤吞一百粒，即便回阳。

沉香一两　胡芦巴一两酒炒　阳起石一两研末水飞　肉桂五分　破故纸一两　白茴香一两　肉豆蔻一两面煨　木香一两　金铃子一两蒸去皮核　硫黄二两　黑锡二两去滓。

用铁锅先炒硫黄、黑锡，结成砂子，于地上出火毒，研令极细。余药并细末，和匀，自朝至暮，以研至黑光色为度。酒糊丸如梧子大，阴干，入布袋内，擦令光莹。每用四十丸，盐姜汤下。急症，多者用至百丸。

古今录验续命汤

治中风身体不能自收，口不能言，冒昧不知痛处，或拘急不得转侧。

麻黄三两　桂枝三两　当归三两　人参三两　石膏三

两　干姜三两　甘草三两　川芎三两　杏仁四十枚。

上九味，以水一斗，煮取四升，温服一升，汗出则愈。

千金三黄汤

治中风手足拘急，百节疼痛，烦热，心乱，恶寒，经日不欲饮食。

麻黄四分　独活四分　细辛二分　黄芪二分　黄芩三分。

上五味，以水六升，煮取三升，分三次服。一服小汗，二服大汗。心热加大黄二分，腹满加枳实一枚，气逆加人参三分，悸加牡蛎三分，渴加瓜蒌根三分，先有寒加附子一枚。

近效白术附子汤

治风虚，头重眩苦，食不知味。暖肌，补中，益精气。

白术二两　附子一枚　甘草一两炙。

上三味，锉为末，每用五钱；姜五片，枣一枚，煎七分，去渣服。

中　寒

一阴一阳之谓道，天地万物，莫之能外。阳主发舒，阴主收敛；阳主生长，阴主肃杀。人受二气之中以生，阴阳调和，康强寿考。次则阳气胜者，虽不无少偏，犹足自立。至阴气一盛，则阳气渐消，疾病夭折，不可究诘矣。寒者，阴气也，即肃杀之气也。寒气中人，为祸最烈。仲景欲利济万世，著伤寒、中寒为二论。《伤寒论》十卷，炳如日星，后世奉为科律。《卒病论》六卷，自晋以来，久已散失，无可稽考。然其分为二门之意，则可揣而知也。伤寒者，传变之症，多由发热而起，经所谓凡热病者，皆伤寒之类也。人之阳气，未至大衰，虽感冒风寒，一时阳为阴掩，究竟真阳尚在，则阳回气复，而病亦旋瘳。自有《伤寒论》以来，后之注释者，若程氏、柯氏、吴氏，代有发明。至喻氏《尚论篇》，更畅其说，学者融会贯通，可以泛应各当，故此编于伤寒门中，概不置喙，非阙也，实亦无庸更赘一词也。今于中寒门，分列数条，盖恐人不知传经直中之分，仍以治伤寒之法治中寒，则大不可耳！伤寒者，寒从外来；中寒者，寒从内发。伤寒多发热之候；中寒则但有厥冷，而无发热之候。此必其人之真阳先亏，坎中之火渐为水掩；又必有澄寒痼冷，伏于脏腑，一遇寒气，积病猝发，极为危险。故非气雄力厚之温剂，不能斩关夺门，以回真阳于俄顷，非如伤寒传经之症，可以按部就班也。见症列后。

真心痛

真心痛者，水来克火，寒邪直犯君主，脘痛，呕吐，身冷，手足青至节，甚则旦发夕死。茯神四逆汤主之。

茯神四逆汤自制

茯神二钱　附子三钱　干姜一钱　人参二钱　甘草五

分　木香六分　砂仁一钱。

水三钟，煎至一钟，微温服。

厥心痛

厥心痛者，中寒发厥而心痛也。虽在包络，然已是心之外府，故手足厥逆，身冷汗出，便溺清利，甚亦朝发夕死。白术四逆汤主之。

白术四逆汤自制

白术三钱　附子三钱　干姜一钱　人参二钱　茯苓二钱　甘草五分　大枣三枚。

水三钟，煎一钟，微温服。

直中少阴

肾气厥逆，腹痛下利，手足厥冷，小便清利。茴香四逆汤主之。

茴香四逆汤自制

小茴香二钱　附子三钱　干姜一钱　破故纸二钱　杜仲五钱　茯苓二钱　甘草五分　大枣三枚。

水三钟，煎一钟，温服。

直中厥阴

肝气厥逆，胁下及腹中绞痛，下利，手足厥冷，指爪皆青。茱萸附桂汤主之。

茱萸附桂汤自制

吴萸七分　附子二钱　肉桂八分　当归三钱　白芍一钱五分　白术一钱　木香六分　乌药一钱　枣二枚　姜三片。

附：中寒门诸方凡涉伤寒门传经者不录

附姜白通汤

治暴卒中寒，厥逆，呕吐泻利，色青气冷，肌肤凛栗，无汗，盛阴没阳之症。

附子五钱　干姜五钱　葱白五茎　猪胆半枚。

先将附、姜二味煎好，后入葱汁、胆汁，和匀，温服。

附姜归桂汤

治暴卒中寒，兼伤营血者。

附子二钱五分　干姜二钱五分　当归二钱五分　肉桂二钱五分。

水二盏，煎至一盏，入蜜一蛤蜊壳，温服。

附姜归桂参甘汤

治阳气将回，阴寒少杀。

附子一钱五分　干姜一钱五分　当归一钱五分　肉桂一钱五分　人参二钱　甘草二钱　大枣二枚。

加蜜三蛤蜊壳，温服。

辛温平补汤

治暴中寒症，服前三方其阳已回，身温色活，手足不冷，吐利渐除。用此平补脏腑，调和营卫，俾不致有药偏之害。

附子五分　干姜五分　当归一钱　肉桂五分　人参一钱　甘草一钱　黄芪一钱　白术一钱土炒　白芍一钱酒炒　五味子二十粒　大枣二枚。

加蜜五蛤蜊壳，温服。

四逆汤

治三阴经症，四肢厥冷，虚寒下利，急温其脏。

甘草二两　干姜三两　附子一枚。

上三味，以水二升，煎一升二合，分温再服。

通脉四逆加减汤

治下利清谷，里寒外热，厥逆恶寒，脉微欲绝之证。即前四逆汤。面赤者，加葱九茎；腹中痛者，去葱，加芍药三两；呕者，加生姜二两；咽痛者，去生姜、芍药，加桔梗一两；利止脉不出者，去桔梗，加人参二两。

桂枝去芍药加麻辛附子汤

治中脘痛，心下坚，大如盘，边如旋杯，水饮所作。

桂枝三两　麻黄二两　细辛二两　甘草二两炙　附子一枚　生姜三两　大枣十二枚。

水七升，煮麻黄，去沫，内诸药，煮取二升，分三服，当汗出如虫行皮中，即愈。

附子粳米汤

治腹中寒气，雷鸣切痛，胸胁逆满，呕吐。

附子一枚　半夏半升　甘草一两　大枣十枚　粳米半升。

水八升，煮米熟汤成，去渣，温服一升。

大建中汤

治心胸中大寒痛，呕不能饮食，腹中寒，上冲皮起，出见有头足，上下痛而不可触近者。

蜀椒二合　干姜四两　人参二两。

水四升，煮取二升，去渣，入饴糖一升，微火煮取一升半，分温服。

大黄附子汤

治胁下偏痛，发热，其脉紧弦。此寒也，以温药下之。

大黄二两　附子二枚　细辛二两。

以水五升，煮取二升，分三服。

理中汤

治自利不渴，寒多而呕，腹痛，脉沉无力，或厥冷拘急，或结胸吐蛔。

白术二两土炒　人参一两　干姜一两炮　甘草一两炙。

每服四钱。自利，腹痛，加木香；利多者，倍白术；渴者，倍白术；倦卧沉重利不止，加附子；腹满，去甘草；脐下动气，去术，加桂；悸，加茯苓；胸痞，加枳实；吐蛔，加川椒、乌梅。

回阳救急汤

治身不热，头不痛，恶寒战栗，四肢厥冷，腹痛，吐泻，指甲唇青，或无脉，或脉沉迟无力。

附子五分　干姜五分　肉桂五分　人参五分　白术一钱　茯苓一钱　半夏七分　陈皮七分　甘草二分　五味子九粒。

无脉加猪胆汁。

暑热湿

四序流行，春生、夏长、秋收、冬藏，故春为风木，秋为燥金，冬为寒水，各司其令。惟夏则暑、热、湿三气迭乘，合操其柄。此盖大化循环之运，不期然而然，而亦不得不然也。所谓不期然而然者，何也？天一生水，贞下起元，由水生木，由木生火，至是而天气下降，地气上腾，大生广生，百物蕃阜，此所谓不期然而然者也。所谓不得不然者，何也？夏为火令，秋为金令，由夏入秋，乃火下起金，不惟不能相生，而反相克，秋令不几于或息乎？全赖地气上腾，长夏土旺，由火生土，藉土生金，此又大化斡旋之妙用，四序方得流行，生克方不颠倒，所谓不得不然者，此也。但暑热之气自上而下，湿气自下而上，人在其中，无时无处不受其熏蒸燔灼，致病已非一端，又况起居不慎，饮食不节，其受病尚可问乎？《金匮》有痉湿暍之训，后贤推而广之，立方愈多，醇驳互见。盖伤寒有痉病，时邪亦有痉病，而时邪之痉，与伤寒之痉，又复不同。三气之痉，只须究其致病之由，或由风热，或由暑热，或由湿热，见症治症，直截了当。若牵涉伤寒之痉，较量比例，虽繁称博引，更令人滋惑矣。且三气为病，非有沉寒痼冷，如冬月伤寒之比，若拘执太阳篇中之痉病，动辄麻黄、桂枝，何异抱薪救火乎！兹特举症于前，列方于后，使阅者了然释然。

刚痉

刚痉者，头痛项强，手足搐搦，甚则角弓反张，发热无汗，此风热盛也。热伤荣血，筋脉暴缩，风入经络，肢节拘挛，风热合而为病。赤芍连翘散主之。

赤芍连翘散自制

赤芍一钱五分　连翘二钱　葛根二钱　花粉三钱　豆豉三钱　防风一钱　薄荷一钱　独活一钱　甘草四分　经

霜桑叶二十张。

柔痉

柔痉者，身体重着，肢节拘挛，有汗而热。暑热为天之气，其来甚速，其去亦甚速。体重筋挛，乃热邪为湿所留，故有汗而热不退也。白术苡仁汤主之。

白术苡仁汤自制

白术一钱　茅术一钱　苡仁八钱　茯苓三钱　当归一钱五分　赤芍一钱　薄荷一钱　连翘一钱五分　花粉三钱　甘草四分　鲜荷叶一角。

伤暑

伤暑者，汗多体倦，渴而引饮，心烦脉虚。加味白虎汤主之。

加味白虎汤自制

石膏五钱　知母一钱　人参一钱　茯苓二钱　山药三钱　麦冬二钱　石斛三钱　甘草四分。

粳米一合，煎汤代水。

中暑

猝然而倒，昏不知人，身热口噤，此热邪内犯君主。黄连涤暑汤主之。

黄连涤暑汤自制

黄连五分　黄芩一钱　栀子一钱五分　连翘一钱五分　葛根二钱　茯苓二钱　半夏一钱　甘草四分。

伤热

暑湿气合，郁为大热，五心烦躁，坐卧不安，渴饮胸痞。此三气迭乘，已成燎原之势，宜急下存阴，三焦通治。三解汤主之。

三解汤自制

黄连五分　黄芩一钱　大黄四钱　栀子一钱五分　花粉二钱　连翘一钱五分　半夏一钱　茯苓二钱　木通一钱　泽泻一钱五分　青荷梗一尺。

伤湿

伤湿者，四肢倦怠，食少胸痞。加味神术汤主之。

加味神术汤自制

白术一钱　茅术一钱　当归一钱五分　茯苓二钱　苡仁四钱　厚朴一钱　砂仁一钱　半夏曲三钱炒　佩兰叶一钱　川牛膝一钱五分　荷叶一角　姜两片。

呕吐

暑月呕吐，乃饮食不节，外感不正之气也。四正散主之。

四正散自制

藿香一钱五分　茅术一钱　厚朴一钱　砂仁一钱　茯苓二钱　广皮一钱　半夏一钱　神曲三钱　淡竹茹八分　姜汁两小匙冲服。

泄泻

暑月泄泻，乃贪凉受寒，过食生冷，肠胃受伤所致。和中化浊汤主之。

和中化浊汤自制

茅术一钱　厚朴一钱　茯苓二钱　枳壳一钱　青皮一钱　砂仁一钱　木香五分　乌药一钱　炭査三钱　神曲三钱　车前二钱　荷叶一角　煨姜三片。

霍乱转筋

暑月受邪，郁于中焦，上吐下泻，手足厥冷，筋脉抽掣。化逆汤主之。

化逆汤自制

黄连六分　吴萸三分　厚朴一钱　青皮一钱　藿香一钱五分　木瓜一钱　木香五分　白蔻六分　独活一钱　乌药一钱　蒺藜四钱　茯苓二钱。

阴阳水煎服。

发黄

脾经受湿，胃经受热，郁蒸发黄。加味茵陈汤主之。

加味茵陈汤自制

茵陈二钱　木通一钱五分　赤苓三钱　泽泻一钱五分　苡仁一两　茅术一钱　厚朴一钱　薄荷一钱。青皮一钱　车前二钱　青荷梗一尺。

淋浊

湿热内蕴，移于下焦，小溲混浊作痛。牡丹皮汤主之。

牡丹皮汤自制

丹皮二钱　赤芍一钱　木通一钱　萆薢二钱　花粉二钱　瞿麦二钱　泽泻一钱五分　车前二钱　甘草四分。

苡仁二两，煎汤代水。

虚体夹湿，淋浊不痛。加味三才汤主之。

加味三才汤自制

天冬二钱　生地四钱　沙参四钱　丹参二钱　柏仁二钱　萆薢二钱　泽泻一钱五分　车前二钱　甘草四分。

藕三两、苡仁一两，同煎汤代水。

附：三气门诸方凡涉伤寒门痉病者不录

海藏神术汤

治内伤冷饮，外感寒邪而无汗者。

苍术二两　防风二两　甘草一两。

葱白、生姜同煎服。

白术汤

治内伤冷物，外感风寒有汗者。

白术三两　防风二两　甘草一两。

每服三钱、姜三片，煎服。

人参泻肺汤

治肺经积热，上喘咳嗽，胸膈胀满，痰多，大便涩。

人参　黄芩　栀子　枳壳　薄荷　甘草　连翘　杏仁　大黄　桑皮　桔梗各等分。

每服七钱，水二盏，煎八分服。

天门冬散

治肺壅脑热，鼻干，大便秘涩。

天冬八分　桑皮八分　升麻八分　大黄八分　枳壳八分　甘草八分　荆芥一钱。

水二盏，煎八分，食后服。

赤茯苓汤

治膀胱湿热，小便不通，口苦舌干，咽喉不利。

赤苓　猪苓　葵子　枳实　瞿麦　木通　黄芩　车前　滑石　甘草各等分。

姜三片，煎八分服。

龙脑鸡苏丸

除烦热郁热，肺热咳嗽，吐血鼻衄，消渴惊悸，膈热口疮，清心明目。

薄荷一两六钱　生地六钱　麦冬四钱　蒲黄二钱　阿胶二钱　黄芪一钱　人参二钱　木通二钱　甘草一钱　银柴胡一钱。

共研末，蜜丸如梧子大，每服二十丸。

利膈散

治脾肺大热，虚烦，上壅咽喉生疮。

薄荷　荆芥　防风　桔梗　人参　牛蒡子　甘草各一两。

共为末，每服二钱，不拘时，沸汤点服。

地黄煎

治热积。

地黄一斤　茯神四两　知母四两　玉竹四两　花粉四两　麦冬四两　人参二两　石膏八两　地骨皮四两。

共研末，加白蜜、竹沥、姜汁为丸，如梧子大，每服三十丸。

碧雪

治一切积热，咽喉口舌生疮，心中烦躁，及天行时热，发强昏愦。

芒硝　朴硝　硝石　马牙硝　青黛　石膏　寒水石水飞　甘草各等分。

先将甘草煎汤二升，去渣，入诸药，再煎，用柳木棍不住手搅，令消溶得所，再入青黛，和匀，倾入砂盆内，候冷，凝结成霜，研为细末，每用少许，含化津咽，不拘时候。如咽喉壅闭，以小竹筒吹药入喉中，即愈。

麻黄杏子薏苡甘草汤

治一身尽痛，日晡发热。此伤于汗出当风，风湿为病也。

麻黄四两　甘草一两　苡仁半斤　杏仁七十粒。

每服四钱，煎八分，有微汗，避风。

防己黄芪汤

治风湿相乘，身重，汗出恶风。

防己一两　甘草五钱　白术七钱　黄芪一两二钱。

共剉细，每用五钱，大枣一枚，姜三片，水煎八分服。服后当如虫行皮中，从腰下如水，暖坐被上，又以一被绕腰以下，令微汗。

和剂五积散

治感冒寒邪，头疼身痛，项背拘急，恶寒呕吐，内伤生冷及寒湿客于经络。

白芷三两　茯苓三两　半夏三两　当归三两　川芎三两　甘草三两　肉桂三两　白芍三两　枳壳六两　麻黄六两　陈皮六两　桔梗十二两　厚朴四两　干姜四两　苍术四两。

每服四钱，姜三片，葱白三根，煎七分，热服。

活人败毒散

治瘟疫风湿风痰，头痛目眩，憎寒恶热，山岚瘴气。

羌活一两　独活一两　前胡一两　柴胡一两　茯苓一两　枳壳一两　桔梗一两　人参一两　甘草五钱。

共为末，每服二钱，水二盏，姜三片，煎七分，温服。

清热渗湿汤

治热湿郁蒸，烦热，食少，神倦。

黄柏二钱盐水炒　黄连五分　茯苓二钱五分　泽泻二钱　苍术二钱五分　白术一钱五分　甘草五分。

水二钟，煎八分服。

二术四苓汤

治诸湿肿满，一身尽痛，发热烦闷，二便不利。

白术　苍术　茯苓　猪苓　泽泻　黄芩　羌活　芍药　栀子　甘草各等分。

姜三片，灯心一撮，煎服。

羌活胜湿汤

治脊痛项强，腰如折，项如拔，上冲头痛。

羌活一钱　独活一钱　藁本一钱五分　防风一钱五分　蔓荆子一钱　川芎八分　甘草四分。

水煎八分，温服。

除湿汤

治寒湿所伤，身体重着，腰脚酸疼，大便溏泄，小便或涩或利。

半夏曲二钱　厚朴二钱　苍术二钱　藿香叶一两　陈皮一两　甘草七钱　白术一两　茯苓一两。

每服四钱，枣二枚，姜三片，煎。

人参白虎汤

治伤暑，汗多而渴。

知母六钱　石膏一斤　甘草二两　粳米一合　人参三两。

水一斗，煮米熟汤成，去渣，温服一升。

清暑益气汤

治伤暑，四肢倦怠，胸满气促，肢节疼，或气高而喘，身热而烦，心下痞胀，小便黄数，大便溏泄，口渴，不思饮食，自汗，体重。

人参一钱　黄芪一钱　升麻一钱　苍术一钱　白术五分　神曲五分　陈皮三分　炙草三分　黄柏三分　麦冬三分　当归三分　干葛三分　泽泻三分　青皮三分　五味子三分。

水煎服。

生脉散

治热伤元气，肢体倦怠，气短懒言，口干作渴，汗出不止。

人参　麦冬　五味子各等分。

水煎服。

竹叶石膏汤

治暑热烦躁。

石膏一两　半夏二钱　人参三钱　麦冬三钱　甘草二钱　竹叶二十张　姜三片。

水煎服。

香薷饮

治一切暑热腹痛，或霍乱吐泻、烦心等症。

香薷一斤　厚朴八两　白扁豆八两。

水煎服。加茯苓、甘草，名五物香薷饮。去扁豆，加黄连，名黄连香薷饮。

十味香薷饮

治伏暑，身体倦怠，神昏，头重，吐利。

香薷　人参　陈皮　白术　茯苓　黄芪　木瓜　厚朴　扁豆　甘草各五钱。每用一两，水煎服。

桂苓甘露饮

治伏暑发渴，脉虚，水逆。

茯苓一两　泽泻一两　白术一两　石膏一两　滑石四两　寒水石一两　猪苓五钱　人参一两　甘草一两　干葛一两　木香一两　藿香一两　肉桂五钱。

共为末，每服三钱，温汤调下。

五苓散

治暑湿为病，发热头疼，烦躁而渴。

白术一两五钱　茯苓一两五钱　猪苓一两五钱　泽泻二两五钱　桂枝一两。

共为末，每服二三钱，热汤调下。

三黄石膏汤

治湿火炽盛。

黄连五分　黄芩一钱　黄柏一钱　石膏三钱　元参一钱　山栀一钱　知母一钱五分　甘草七分。

水煎服。

苍术白虎汤

治烦渴汗多，舌胎白腻。

苍术二钱　石膏五钱　知母一钱五分　甘草五分　粳米一撮。

水煎服。

六和汤

治心脾不调，气不升降，霍乱吐泻，寒热交作，冒暑伏热，烦闷成痢。

香薷三钱　砂仁五分　半夏五分　杏仁五分　人参五分　甘草五分　赤苓二钱　藿香一钱　扁豆二钱　厚朴一钱　木瓜一钱　红枣五枚　姜三片。

清暑丸

治伏暑引饮，脾胃不利。

半夏一斤　甘草八两　茯苓八两。

姜汤糊为丸，如梧子大，每服五十丸。

地榆散

治中暑，昏迷不省人事欲死者；并治烦躁，口苦舌干，头痛恶心，不思饮食及血痢。

地榆　赤芍　黄连　青皮各等分。

每服三钱，水煎服。

大顺散

治冒暑伏热，引饮过多，脾胃受湿，水谷不分，清浊相干，阴阳气逆，霍乱呕吐。

甘草　干姜　杏仁　桂枝各等分。

共为末，每服二三钱，汤点服。

卷二

秋　燥

燥为六淫之一。《内经》于此条，并未大畅其说。至西昌喻氏，著《秋燥论》一篇，谓世俗相沿，误以湿病为燥病，解者亦竟以燥病为湿病，而于《内经》所谓“秋伤于燥，上逆而咳，发为痿厥”数语，全然误会，可谓独具只眼，大声喝破矣。惟篇中谓秋不遽燥，大热之后，继以凉生，凉生而热解，渐至大凉，而燥令乃行焉。此则“燥”字之义，乃作大凉解，而燥中全无热气矣。独不思“秋阳以暴之”一语，朱子注中，谓秋日燥烈，言暴之干也。可见秋阳甚于夏日，燥非全主乎凉。乃篇中又申其说，以为天道春不分不温，夏不至不热，则秋不分不燥之意，隐然言下矣。信斯言也，则必秋分以后，方得谓之秋燥。是燥病亦只主得半季，而秋分以前之四十五日，全不关秋燥矣。由斯以推，则冬至以后方是伤寒，春分以后方是春温，夏至以后方是三气；而于冬至以前、春分以前、夏至以前、秋分以前之四十五日内，所感者为何气，所得者谓之何病乎？愚谓燥者干也，对湿言之也。立秋以后，湿气去而燥气来。初秋尚热，则燥而热；深秋既凉，则燥而凉。以燥为全体，而以热与凉为之用，兼此二义，方见燥字圆相。若专主一边，遗漏一边，恐非确论。窃附管见，或亦愚者千虑之一云。

肺燥

肺受燥热，发热咳嗽，甚则喘而失血。清金保肺汤主之。

清金保肺汤自制

天冬一钱五分　麦冬一钱五分　南沙参三钱　北沙参三钱　石斛二钱　玉竹三钱　贝母二钱　茜根二钱　杏仁三钱　蒌皮三钱　茯苓二钱　蛤粉三钱　梨三片　藕五片。

肺受燥凉，咳而微喘，气郁不下。润肺降气汤主之。

润肺降气汤自制

沙参四钱　蒌仁四钱　桑皮二钱　苏子二钱　杏仁三钱　旋覆花一钱绢包　橘红一钱　郁金二钱　合欢花二钱　鲜姜皮五分。

心燥

心受燥热，渴而烦冤。养心润燥汤主之。

养心润燥汤自制

松子仁二钱　柏子仁二钱　天冬二钱　丹参二钱　当归二钱　犀角五分　生地五钱　人参一钱　茯神二钱　甘草四分　藕汁半杯冲服。

心受燥凉，心烦而膈上喘满。清燥解郁汤主之。

清燥解郁汤自制

人参一钱　丹参三钱　茯神二钱　半夏一钱　柏仁二

钱　当归二钱　郁金二钱　广皮一钱　沉香四分人乳磨冲。

肝燥

肝受燥热，则血分枯槁，筋缩爪干。涵木养荣汤主之。

涵木养荣汤自制

生地三钱　熟地三钱　当归二钱　白芍一钱　枣仁一钱五分炒研　木瓜一钱　秦艽一钱　人参一钱　麦冬一钱五分　五味子五分　红枣十枚　桑枝一尺。

肝受燥凉，血涩不行，筋短胁痛。当归润燥汤主之。

当归润燥汤自制

归身二钱　白芍一钱五分　红花五分　木瓜一钱　秦艽一钱　丹参二钱　牛膝二钱　川断二钱　独活一钱　橘饼四钱　红枣十枚。

脾燥

脾本喜燥，但燥热太过，则为焦土，而生机将息，令人体疲便硬，反不思食。此正如亢旱之时，赤地千里，禾稼不生也。泽下汤主之。

泽下汤自制

人参一钱　当归二钱　白芍一钱　生地六钱　白苏子三钱　大麻仁三钱　石斛三钱　山药三钱　料豆三钱　红枣十枚。

肾燥

肾受燥热，淋浊溺痛，腰脚无力，久为下消。女贞汤主之。

女贞汤自制

女贞子四钱　生地六钱　龟板六钱　当归二钱　茯苓

二钱　石斛二钱　花粉二钱　萆薢二钱　牛膝二钱　车前子二钱　大淡菜三枚。

肾受燥凉，腰痛足弱，溲便短涩。苁蓉汤主之。

苁蓉汤自制

肉苁蓉三钱漂淡　枸杞三钱　菟丝子四钱　当归二钱　杜仲三钱　料豆三钱　茯苓二钱　牛膝二钱　甘草四分　红枣十枚　姜两片。

胃燥

胃受燥热，津液干枯，渴饮杀谷。玉石清胃汤主之。

玉石清胃汤自制

玉竹三钱　石膏四钱　花粉二钱　石斛三钱　生地五钱　人参一钱　麦冬二钱　蛤粉四钱　山药三钱　茯苓二钱　甘蔗汁半杯冲服。

小肠燥

小肠受燥热，水谷之精不能灌输，溲溺涩痛。滋阴润燥汤主之。

滋阴润燥汤自制

天冬一钱五分　麦冬一钱五分　琥珀一钱　丹参二钱　元参一钱五分　生地五钱　阿胶一钱五分蛤粉炒　丹皮一钱五分　泽泻一钱五分　牛膝一钱五分　灯心三尺。

大肠燥

大肠受燥热，则脏阴枯槁，肠胃不通，大便秘结。清燥润肠汤主之。

清燥润肠汤自制

生地三钱　熟地三钱　当归二钱　麻仁三钱　蒌仁四

钱　郁李仁二钱　石斛三钱　枳壳一钱蜜水炒　青皮一钱五分蜜水炒　金橘饼一枚。

附：秋燥门诸方

滋燥养荣汤

治皮肤皴揭，筋燥爪干。

当归二钱　生地一钱五分　熟地一钱五分　白芍一钱五分　秦艽一钱五分　黄芩一钱五分　防风一钱　甘草五分。

水煎服。

大补地黄丸

治精血枯涸燥热。

黄柏四两　熟地四两　当归三两　山药三两　知母四两　枸杞三两　萸肉二两　白芍二两　生地二两五钱　肉苁蓉一两五钱　元参一两五钱。

研细末，蜜为丸，如梧子大，每服七八十丸。

润肠丸

治脾胃中伏火，大便秘涩，或干结不通，全不思食。

麻仁五钱　桃仁五钱　羌活五钱　归尾五钱　大黄五钱　皂角仁五钱　秦艽五钱。

研细末，蜜为丸，如梧子大，每服三五十丸。

导滞通幽汤

治大便难，幽门不通，上冲吸门不开，噎塞不便，燥秘气不得下。

当归一钱　升麻一钱　桃仁一钱　生地五分　熟地五分　红花三分　甘草三分。

水煎，调槟榔末五分服。

清凉饮子

治上焦积热，口舌咽鼻干燥。

黄芩二钱　黄连五分　薄荷一钱五分　元参一钱五分　当归一钱五分　白芍一钱五分　甘草一钱。

水煎服。

元戎四物汤

治脏结秘涩者。

当归　熟地　川芎　白芍　大黄　桃仁各等分。

水煎服。

大补丸

降阴火，补肾水，治阴虚燥热。

黄柏四两　知母四两　地黄六两　龟板六两。

共研末，加猪脊髓和炼蜜丸，每服七十丸。

清燥救肺汤

治诸气膹郁，诸痿喘呕。

桑叶二钱　石膏二钱　甘草一钱　人参七分　麻仁一钱　阿胶八分　麦冬一钱二分　杏仁七分　枇杷叶一片。

水煎服。痰多，加贝母、瓜蒌；血枯，加生地；热甚，加羚羊角。

琼玉膏

治肺燥，咽干而咳。

地黄四斤　茯苓十二两　人参六两　白蜜二斤。

先将地黄熬汁去渣，入蜜炼稠，再将参、苓为末，和入磁罐，隔汤煮一炷香，白汤化服。又方加琥珀、沉香各五钱。

麦门冬汤

治火逆上气，咽喉不利。

麦冬七升　半夏一升　人参三两　甘草二两　粳米三合　大枣十二枚。

水煎，米熟汤成，温服一升。

活血润燥生津汤

治内燥津液枯少。

当归二钱　白芍一钱　熟地四钱　天冬一钱五分　麦冬一钱五分　瓜蒌三钱　桃仁八分　红花五分。

水煎服。

黄芪汤

治心中烦热，不生津液，不思饮食。

黄芪三两　熟地三两　白芍三两　天冬三两　麦冬三两　茯苓一两　人参三钱　五味子三钱　甘草三钱。

共研末，每服三钱，加乌梅、姜、枣煎。

火

外因之病，风为最多；内因之病，火为最烈。风者，天之气；火者，人之气也。火之为物，本无形质，不能孤立，必与一物相为附丽，而始得常存。故方其静也，金中有火，而金不销也；木中有火，而木不焚也；水中有火，而水不沸也；土中有火，而土不焦也。但见有金、有木、有水、有土，而不见火也。五行各有其用，五行惟火无体，火之体，即以金、木、水、土之体为之体也。及其发而莫可遏也，销金烁石，焚岗燎原，而炎威乃不可向迩矣。人身之火，何独不然？方其静也，肺气肃而大肠润，金不销也；肝气平而胆气清，木不焚也；肾气充而膀胱通，水不沸也；脾气健而胃气和，土不焦也。一经激发，则金销、水涸、木毁、土焦，而百病丛生矣。其因于风者为风火，因于湿者为湿火，因于痰者为痰火；阳亢者为实火，劳伤者为虚火；血虚者为燥火，遏抑者为郁火，酒色受伤者为邪火，疮疡蕴结者为毒火。又有一种无名之火，不归经络，不主病症，暴猝举发，莫能自制，则气血偏胜所致也。种种火症，或由本经自发，或由他经侵克，或有数经合病，必察其所以致病之由，方能对病施治。业医者尚慎旃哉！

肺火

肺火自本经而发者，缘燥气相逼，清肃之令不能下行，故肺气焦满，微喘而咳，烦渴欲饮，鼻端微红，肌肤作痒。润燥泻肺汤主之。

润燥泻肺汤自制

玉竹四钱　蒌皮三钱　桑皮三钱　沙参四钱　麦冬二钱　黄芩一钱　贝母二钱　杏仁三钱　苡仁四钱　梨汁半杯冲服。

心火

心火炽盛，五中烦躁，面红目赤，口燥唇裂，甚则衄血吐血。加味泻心汤主之。

加味泻心汤自制

黄连五分　犀角五分　蒲黄一钱　天冬二钱　丹参二

钱　元参一钱五分　连翘二钱　茯苓二钱　甘草五分　淡竹叶二十张　灯心三尺。

心血大亏，心阳鼓动，舌绛无津，烦躁不寐。加味养心汤主之。

加味养心汤自制

天冬一钱五分　麦冬一钱五分　生地五钱　人参一钱　丹参二钱　龟板五钱　当归一钱五分　茯神二钱　柏仁二钱　枣仁一钱五分　远志五分　甘草四分　淡竹叶二十张。

胆肝火

肝胆火盛，胁痛耳聋，口苦筋痿，阴痛，或淋浊溺血。加味丹栀汤主之。

加味丹栀汤自制

丹皮二钱　山栀一钱五分　赤芍一钱　龙胆草一钱　夏枯草一钱五分　当归一钱五分　生地四钱　柴胡一钱　木通一钱　车前二钱　灯心三尺。

脾火

脾有伏火，口燥唇干，烦渴易饥，热在肌肉。加味泻黄散主之。

加味泻黄散自制

防风一钱　葛根二钱　石膏四钱　石斛三钱　山栀一钱五分　茯苓三钱　甘草四分。

荷叶一角，粳米一撮，煎汤代水。

肾火

肾火者，龙火也，龙不蛰藏，飞腾于上，口燥咽干，面红目赤，耳流脓血，不闻人声。加味肾热汤主之。

加味肾热汤自制

磁石四钱　牡蛎四钱　生地四钱　白术一钱　白芍一钱　人参一钱　元参二钱　甘草五分。

猪肾二枚，煎汤代水。

阳火可泻，阴火不可泻，况龙性难驯，逆而折之，反肆冲激。故丹溪滋肾丸，于滋阴药中加肉桂一味，导龙归海，从治之法，最为精当。兹更推广其意，制潜龙汤主之。

潜龙汤自制

龙齿二钱　龟板八钱　生地五钱　龙骨二钱　知母一钱　黄柏一钱　人参一钱　元参二钱　蛤粉四钱　肉桂四分。

鲍鱼一两切片，煎汤代水。

胃火

胃火炽盛，烦渴引饮，牙龈腐烂，或牙宣出血，面赤发热。玉液煎主之。

玉液煎自制

石膏五钱　生地五钱　石斛三钱　麦冬二钱　玉竹四钱　葛根二钱　桔梗一钱　薄荷一钱　白茅根八钱　甘蔗汁半杯冲服。

小肠火

心经之火，移于小肠，溲溺淋浊，或涩或痛。琥珀导赤汤主之。

琥珀导赤汤自制

琥珀一钱　天冬一钱五分　麦冬一钱五分　生地五钱　丹参二钱　丹皮二钱　赤芍一钱　木通一钱　甘草梢五分

淡竹叶十张　灯心三尺。

大肠火

肺经之火，移于大肠，大便硬秘，或肛门肿痛。槐子汤主之。

槐子汤自制

槐米三钱　蒌仁三钱　枳壳一钱蜜水炒　天冬一钱五分　麦冬一钱五分　玉竹三钱　麻仁三钱　苏子三钱　杏仁三钱　甘草四分　金橘饼一枚　白芝麻三钱。

风火

风助火势，其性上升，面红目赤，口燥咽疼。法当清润上焦，使阳邪不能侵犯，兼用轻扬解散之品，俾上升者一举而熄。消风散火汤主之。

消风散火汤自制

天冬一钱五分　麦冬一钱五分　元参二钱　茯苓二钱　桔梗一钱　柴胡一钱　薄荷一钱　蝉衣一钱　桑叶一钱　连翘一钱五分　牛蒡子三钱　蒌皮二钱　竹叶十张　黑芝麻三钱。

湿火

重阴生阳，积湿化热，湿火相乘，渴饮舌白。胜湿清火汤主之。

胜湿清火汤自制

茅术一钱五分　白术一钱五分　茯苓二钱　苡仁八钱　石斛三钱　石膏五钱　知母一钱　猪苓一钱　泽泻一钱五分　荷叶一角。

痰火

痰为顽浊之物，一得火势，其性愈劣，甚则阳狂烦躁，语言错乱。清火涤痰汤主之。

清火涤痰汤自制

丹参二钱　麦冬二钱　茯神二钱　柏仁二钱　贝母二钱　化红一钱　胆星五分　僵蚕一钱五分炒　菊花二钱　杏仁三钱，淡竹沥半杯　姜汁一滴，冲服。

实火

气分偏胜，壮火升腾，发热错语，口燥咽干，阳狂烦躁。加味三黄汤主之。

加味三黄汤自制

黄连五分　黄芩一钱　黄柏一钱　连翘一钱五分　丹皮二钱　山栀一钱五分　赤芍一钱　薄荷一钱。

水三钟，煎一钟，热服。

虚火

虚火者，饥饱劳役，正气受伤，阳陷入阴，发热神疲，饮食减少。东垣于此等症，用补中益气汤，以升、柴升举阳气，又为之补脾和胃。此正有得于《内经》虚者温其气之旨，故甘温能除大热，开治阳虚一大法门。无如世之学东垣者，不辨阴阳虚实，虽阴虚发热及上实下虚者，动辄升、柴，祸不旋踵矣。因自制和中养胃汤，以明宗东垣者，当师其意云。

和中养胃汤自制

黄芪二钱　人参一钱　茯苓二钱　白术一钱　甘草四分　当归二钱　料豆四钱　柴胡一钱　薄荷一钱　广皮一钱　砂仁一钱　苡仁四钱　枣二枚　姜三片。

燥火

燥火者，血虚之所致也。血能养气，则气不妄动，而阴阳得其平。营血一亏，则内失所养，而脏腑皆燥，火亦随生，令人毛发衰脱，肌肤枯槁，身热咽干。雪乳汤主之。

雪乳汤自制

生地三钱　熟地三钱　天冬一钱五分　麦冬一钱五分　玉竹四钱　五味子五分　当归一钱五分　白芍一钱　山药三钱　人乳一大杯　藕汁一大杯。

水二钟，煎服。

郁火

所欲不遂，郁极火生，心烦意乱，身热而躁。解郁合欢汤主之。

解郁合欢汤自制

合欢花二钱　郁金二钱　沉香五分　当归二钱　白芍一钱　丹参二钱　柏仁二钱　山栀一钱五分　柴胡一钱　薄荷一钱　茯神二钱　红枣五枚　橘饼四钱。

邪火

酒色太过，下元伤损，腰膝无力，身热心烦，甚则强阳不痿。加味三才汤主之。

加味三才汤自制

天冬二钱　生地五钱　人参二钱　龟板八钱　女贞子二钱　旱莲二钱　茯苓二钱　丹皮二钱　泽泻一钱五分　黄柏一钱　杜仲二钱　牛膝一钱五分　红枣五枚。

毒火

痈疡初起，肿痛大热，烦渴引饮。黄金化毒汤主之。

黄金化毒汤自制

黄连五分　金银花二钱　赤芍一钱　丹皮二钱　连翘

一钱五分　大贝二钱　花粉二钱　菊花二钱　薄荷一钱　甘草五分　淡竹叶二十张。

附：火症门诸方

黄连解毒汤

治一切火热，表里俱盛，狂躁烦心，口燥咽干，错语不眠，吐血衄血，热甚发斑。

黄连　黄芩　黄柏　栀子各等分。

水煎服。

升阳散火汤

治表里俱热，扪之烙手，及胃虚过食冷物。抑遏阳气于脾土，并宜服此。

柴胡八钱　防风二钱五分　葛根五钱　升麻五钱　羌活五钱　独活五钱　人参五钱　白芍五钱　炙甘草三钱　生甘草三钱。

共为末，每用五钱，姜、枣煎汤服。

凉膈散

治心火上盛，中焦燥实，烦躁口渴，目赤头眩，口疮唇裂，吐血衄血，大小便秘。

连翘四两　大黄二两　芒硝二两　甘草二两　栀子一两　黄芩一两　薄荷一两。

共为末，每服三钱，加竹叶、生蜜煎。

当归龙荟丸

治一切肝胆之火，神志不宁，躁扰狂越，头晕目眩，耳鸣耳聋，胸膈痞塞，咽嗌不利。

当归一两　龙胆草一两　栀子一两　黄连一两　黄柏一两　黄芩一两　大黄五钱酒浸　青黛五钱水飞　芦荟五

钱　木香二钱　麝香五分。

蜜为丸，姜汤下。

龙胆泻肝汤

治肝胆经实火，胁痛，耳聋，胆溢口苦，阴肿阴痛，白浊溲血。

龙胆草一钱　黄芩一钱　栀子一钱五分　泽泻一钱五分　木通一钱五分　车前二钱　当归二钱　生地三钱　柴胡一钱　甘草五分。

水煎服。

泻青丸

治肝火郁热，不能安卧，多惊多怒，筋痿不起，目赤肿痛。

龙胆草　山栀　大黄　川芎　当归　羌活　防风各等分。

蜜为丸，竹叶汤下。

泻黄散

治脾胃伏火，口燥唇干，口疮，烦渴，易饥，热在肌肉。

防风四两　藿香七钱　山栀一两　石膏五两　甘草二钱。

共研末，每用三钱，蜜、酒调服。

清胃散

治胃有积热，上下牙痛，牵引头脑，满面发热，或牙室出血，唇口肿痛。

生地四钱　丹皮二钱　黄连五分　当归一钱五分　升麻五分　石膏四钱。

水煎服。

甘露饮

治胃中湿热，口舌生疮，吐衄齿血。

生地　熟地　天冬　麦冬　石斛　茵陈　黄芩　枳壳　甘草　枇杷叶等分。

每服五钱。一方加桂、苓，名桂苓甘露饮。又《本事方》加犀角。

泻白散

治肺火，皮肤蒸热，洒淅寒热，喘咳气急。

桑白皮二钱　地骨皮二钱　甘草五分　粳米一撮。

水煎服。易老加黄连。

导赤散

治小肠有火，便赤淋痛，面赤狂躁，口糜舌疮，作渴。

生地　木通　甘草梢　淡竹叶等分。

水煎服。

莲子清心饮

治忧思抑郁，发热烦躁，火盛克金，口苦咽干，渐成消渴，遗精淋浊，五心烦热。

石莲肉　人参　黄芪　茯苓　柴胡　黄芩　地骨皮　麦冬　车前　甘草。

水煎服。

导赤各半汤

治伤寒后，心下不硬，腹中不满，二便如常，身无寒热，渐变神昏不语，或睡中独语，目赤口干，不饮水，与粥则咽，不与勿思，形如醉人。

黄连五分　黄芩一钱　犀角五分　知母一钱　山栀一钱五分　滑石三钱　麦冬一钱五分　人参一钱　甘草五分　茯神二钱。

加灯心、姜、枣煎。

普济消毒饮

治大头时瘟，头面肿盛，目不能开，咽喉不利，口渴舌燥。

黄芩一钱　黄连五分　广皮一钱　甘草五分　元参一钱　连翘一钱五分　马勃五分　薄荷一钱　板蓝根三钱　牛蒡子二钱　僵蚕一钱五分　升麻五分　柴胡一钱　桔梗一钱。

水煎服。便秘加大黄。

紫雪

治内外烦热，狂易叫走，发斑发黄，口疮，脚气，热毒菌毒。

寒水石八两　石膏八两　滑石八两　磁石八两　升麻四两　元参四两　甘草四两　犀角二两　金箔一两　羚羊角三两　沉香二两　木香二两　丁香二两　朴硝一斤　硝石一斤　辰砂三两　麝香一两二钱。

前药共研细末，先将朴、硝二石两味熬化，再入前药，微火煎，将柳木棍搅透，候汁将凝，加入辰砂、麝香。

人参清肌散

治午前发热，气虚无汗。

人参一钱　茯苓二钱　白术一钱　炙草四分　半夏曲二钱　当归一钱五分　赤芍一钱　柴胡一钱　葛根二钱。

加姜、枣煎。

白术除湿汤

治午后发热，背恶风，四肢沉困，小便色黄，又治汗后发热。

人参五钱　赤苓五钱　炙草五钱　柴胡五钱　白术一两　生地七钱　地骨皮七钱　知母七钱　泽泻七钱。

共研末，每服五钱，如有刺痛，加当归七钱。

清骨散

治骨蒸劳热。

银柴胡一钱五分　胡黄连一钱　秦艽一钱　鳖甲二钱　地骨皮二钱　青蒿二钱　知母二钱　炙草五分。

水煎服。

二母散

治肺劳有热，不能服补气之剂者。

知母　贝母等分。

研末，姜汤服三钱。

元参升麻汤

治发斑咽痛。

元参　升麻　甘草等分。

水煎服。

消斑青黛饮

治热邪传里，里实表虚，阳毒发斑。

青黛五分　黄连五分　犀角五分　石膏四钱　知母一钱　元参一钱五分　栀子一钱五分　生地四钱　柴胡一钱　人参一钱　甘草五分。

姜、枣煎，加醋一匙，和服。大便实者，去人参，加大黄。

玉屑无忧散

治喉风、喉痹，咽物有碍，或风痰壅塞，口舌生疮。

元参五钱　黄连五钱　荆芥五钱　贯众五钱　山豆根五钱　茯苓五钱　甘草五钱　砂仁五钱　滑石五钱　硼砂三钱　寒水石三钱。

共研末，每用二钱，清水化服。能除三尸，去八邪，辟瘟疗渴。

劳伤

劳者，五脏积劳也。伤者，七情受伤也。百忧感其心，万事劳其形，有限之气血，消磨殆尽矣。思虑太过则心劳，言语太多则肺劳，怒郁日久则肝劳，饥饱行役则脾劳，酒色无度则肾劳。方其初起，气血尚盛，虽日日劳之，而殊不自知；迨至愈劳愈虚，胃中水谷之气，一日所生之精血，不足以供一日之用，于是荣血渐耗，真气日亏，头眩耳鸣，心烦神倦，口燥咽干，食少气短，腰脚作痛，种种俱见。甚者咳嗽咽疼，吐血衄血，而疾不可为矣。秦越人谓虚劳则必有所损，精确不磨。其曰虚而感寒，则损其阳，阳虚则阴盛，损则自上而下。一损损于肺，皮聚而毛落；二损损于心，血脉不能荣养脏腑；三损损于胃，饮食不为肌肉。虚而感热，则损其阴，阴虚则阳盛，损则自下而上。一损损于肾，骨痿不起于床；二损损于肝，筋缓不能自收持；三损损于脾，饮食不能消化。自上而下者，过于胃则不可治；自下而上者，过于脾则不可治。盖深知人身之气血，全赖水谷之气以生之，其急急于脾胃之旨可见。即因劳致虚，因虚致损之故，亦昭然若发蒙矣。至其论治法，谓损其肺者益其气，损其心者调其荣卫，损其脾者调其饮食，适其寒温，损其肝者缓其中，损其肾者益其精。语语精当，度尽金针，后人恪遵成法，可以不惑于岐途矣。七伤者，《金匮》谓食伤、忧伤、饮食伤、房室伤、饥伤、劳伤、经络荣卫气伤。是言此七者，皆是内伤，所以成虚劳之故。后人妄谓阴寒、阴痿、里急、精速、精少等为七伤，则专主肾脏而言。岂有五脏之劳，专归一脏之理？盖七伤者，七情偏胜之伤也。夫喜、怒、忧、思、悲、恐、惊，人人共有之境，若当喜而喜，当怒而怒，当忧而忧，是即喜怒哀乐发而皆中节也。此天下之至和，尚何伤之与有？惟未事而先意将迎，既去而尚多留恋，则无时不在喜怒忧思之境中，而此心无复有坦荡之日，虽欲不伤，庸可得乎？然七情之伤，虽分五脏，而必归本于心。喜则伤心，此为本脏之病。过喜则阳气太浮，而百脉开解，故心脏受伤也。至于怒伤肝，肝初不知怒也，心知其当怒，而怒之太过，肝伤则心亦伤也。忧伤肺，肺初不知忧也，心知其可忧，而忧之太过，肺伤则心亦伤也。思伤脾，脾初不知思也，心与为思维，而思之太过，脾伤则心亦伤也。推之悲也、恐也、惊也，统之于心，何独不然？故治七伤者，虽为肝、脾、肺、肾之病，必兼心脏施治，始为得之。

心劳

心劳者，营血日亏，心烦神倦，口燥咽干。宜调补营卫，安养心神，宅中汤主之。

宅中汤自制

天冬二钱　紫河车二钱切　人参二钱　茯神二钱　黄芪二钱　当归二钱　白芍一钱　丹参二钱　柏仁二钱　远志五分甘草水炒　莲子二十粒去心。

肺劳

肺劳者，肺气大虚，身热气短，口燥咽干，甚则咳嗽吐血。益气补肺汤主之。

益气补肺汤自制

阿胶二钱蛤粉炒　五味子五分　地骨皮二钱　天冬二钱　麦冬二钱　人参二钱　百合三钱　贝母二钱　茯苓二钱　苡仁四钱。

糯米一撮，煎汤代水。

肝劳

肝劳者，阳气拂逆，阴气亏损，身热胁痛，头眩耳鸣，筋节弛纵。加味扶桑饮主之。

加味扶桑饮自制

熟地五钱　当归二钱　白芍一钱五分　川芎八分　木瓜一钱酒炒　枣仁二钱炒研　牡蛎四钱煅研　茯苓二钱　广皮一钱　甘草五分　金毛脊二钱去毛切片　续断二钱。

嫩桑枝二两，煎汤代水。

脾劳

脾劳者，或饮食不调，或行役劳倦，积久脾败，四肢倦怠，食少身热。行健汤主之。

行健汤自制

黄芪二钱　人参二钱　茯苓二钱　白术一钱　甘草五分　当归二钱　白芍一钱酒炒　青蒿梗一钱五分　广皮一钱　砂仁一钱　料豆三钱　木香五分　大枣二枚　姜三片。

肾劳

肾劳者，真阴久亏，或房室太过，水竭于下，火炎于上，身热腰疼，咽干口燥，甚则咳嗽吐血，来苏汤主之。

来苏汤自制

天冬二钱　麦冬二钱　生地三钱　熟地三钱　南沙参三钱　北沙参三钱　白芍一钱　赤芍一钱　沙苑三钱　贝母二钱　磁石四钱　杜仲三钱　茜草根二钱　牛膝二钱　杏仁三钱　莲子十粒去心。

虚劳最重脾肾论

五脏六腑，化生气血；气血旺盛，营养脏腑。虚劳内伤，不出气血两途。治气血者，莫重于脾肾。水为天一之元，气之根在肾；土为万物之母，血之统在脾。气血旺盛，二脏健康，他脏纵有不足，气血足供挹注，全体相生，诸病自已。人苟劳心纵欲，初起殊不自知，迨至愈劳愈虚，胃中水谷所入，一日所生之精血，不足以供一日之用，于是营血渐耗，真气日亏，头眩耳鸣，心烦神倦，口燥咽干，食少短气，腰酸足软，种种俱见；甚则咳呛失音，吐血，盗汗，而生命危矣。孙思邈云“补脾不如补肾”，许叔微谓“补肾不如补脾”，盖两先哲深知两脏为人生之根本，有相资之功能。其说似相反，其旨实相成也。救肾者必本于阴血，血主濡之，主下降，虚则上升，当敛而降之；救脾者必本于阳气，气主昫之，主上升，虚则下陷，当举而升之。近人治虚劳，不是以四物汤加知母、黄柏，就是以大造丸用龟板、黄柏，一派阴寒腥浊性味，将置脾胃生长之气于何地？不是在补养气血，而是在败坏气血。因立两法以救其弊。

阴虚火动，皮寒骨蒸，食少痰多，咳嗽短气，倦怠焦烦。**新定拯阴理劳汤**主之。

人参一钱　甘草五分　麦冬二钱　五味三分　当归二钱　白芍一钱　生地二钱　丹皮二钱　苡仁三钱　橘红一钱　莲子十粒。

阳虚气耗，倦怠懒言，行动喘急，表热自汗，心中烦躁，偏身作痛。**新定拯阳理劳汤**主之。

人参一钱　黄芪二钱　白术二钱　甘草一钱　肉桂七分　当归一钱五分　五味四分　陈皮一钱　生姜二片　红枣二枚。

喜伤

过喜则心气大开，阳浮于外，经脉弛纵。建极汤主之。

建极汤自制

天冬二钱　琥珀一钱　辰砂五分　五味五分　枣仁二钱炒研　黄芪二钱　人参二钱　当归二钱　白芍一钱五分酒炒　丹参二钱　柏仁二钱　红枣十枚　姜三片。

怒伤

怒甚则胁痛，郁极则火生，心烦意躁，筋节不利，入夜不寐。冲和汤主之。

冲和汤自制

山萸肉二钱　枣仁二钱炒研　当归二钱　白芍一钱五分酒炒　人参二钱　茯神二钱　甘草五分　沙苑三钱　蒺藜三钱　红枣五枚　橘饼四钱。

忧伤

忧愁太过，忽忽不乐，洒淅寒热，痰气不清。萱草忘忧汤主之。

萱草忘忧汤自制

桂枝五分　白芍一钱五分　甘草五分　郁金二钱　合欢花二钱　广皮一钱　半夏一钱　贝母二钱　茯神二钱　柏仁二钱。

金针菜一两，煎汤代水。

思伤

思虑太过，心烦意乱，食少神疲，四肢倦怠。一志汤主之。

一志汤自制

人参二钱　茯神二钱　白术一钱五分　甘草五分　黄芪二钱　益智一钱五分　远志五分　柏仁二钱　广皮一钱　木香五分　大枣二枚　姜三片。

悲伤

悲则气逆，膹郁不舒，积久伤肺，清肃之令不能下行。加味参苏饮主之。

加味参苏饮自制

人参二钱　苏子二钱　沉香五分　桑皮三钱　蒌皮三钱　橘红一钱　半夏一钱　丹参二钱　柏子仁二钱　苡仁

五钱　姜两片。

恐伤

恐则气馁，骨节无力，神情不安。补骨脂汤主之。

补骨脂汤自制

补骨脂二钱核桃肉炒　益智一钱五分　苁蓉四钱　熟地五钱　当归二钱　人参二钱　茯苓二钱　远志五分甘草水炒　白芍一钱　丹参二钱　牛膝二钱　大枣二枚　姜三片。

惊伤

惊则气浮，真阳外越，真阴不守，心悸筋惕。大安汤主之。

大安汤自制

白芍一钱五分酒炒　五味子五分　牡蛎四钱煅研　龙齿二钱　木瓜一钱酒炒　枣仁二钱炒研　地黄五钱　人参五钱　茯苓二钱　柏仁二钱。

金器一具，同煎。

附：虚劳门诸方

桂枝龙骨牡蛎汤

治失精亡血，目眩发落，女子梦交。

桂枝五分　白芍一钱五分　甘草五分　龙骨二钱　牡蛎四钱　枣二枚　姜三片。

水煎服。

天雄散

治阳虚亡血失精。

天雄三两　白术八两　桂枝六两　龙骨四两。

共为末，每服五分，日三服。

黄芪建中汤

治气血虚弱，四肢倦怠，气短懒言。

黄芪二两　白芍六两　桂枝三两　甘草三两　姜二两　大枣十二枚。

饴糖一升、水三升，煮七升，分服。

乐令建中汤

治脏腑虚损，身体消瘦，潮热，自汗，将成痨瘵。

前胡一两　细辛五钱　黄芪一两　人参一两　桂心五钱　橘皮一两　当归一两　白芍一两　茯苓一两　麦冬一两　甘草一两　半夏七钱五分。

共研末，每服二钱。

十四味建中汤

治营卫不调，积劳虚损，形体瘦弱，短气嗜卧。

当归　白芍　白术　麦冬　甘草　苁蓉　人参　川芎　肉桂　附子　黄芪　半夏　熟地　茯苓各等分。

每用三钱，枣二枚，姜三片，水煎服。

薯蓣丸

治虚劳不足，风气百病。

薯蓣三十分　当归十分　桂枝十分　地黄十分　神曲十分　豆卷十分　甘草二十八分　川芎六分　麦冬六分　白芍六分　白术六分　杏仁六分　人参七分　柴胡五分　桔梗五分　茯苓五分　阿胶七分　干姜二分　白蔹二分　防风六分　大枣百枚。

共研末，蜜为丸如弹子大，空心酒服一丸。

酸枣仁汤

治虚劳虚烦，夜不得眠。

枣仁二升　甘草一两　知母二两　茯苓二两　川芎二两。

水六升，煮三升，分温服。

炙甘草汤

治诸虚劳不足，汗出而闷。

甘草四两　桂枝三两　生姜三两　麦冬半升　麻仁半升　人参二两　阿胶三两　大枣三十枚　生地一斤。

酒七升，水八升，煮取三升，分温服。

十全大补汤

治男子妇人诸虚不足，五劳七伤，不进饮食，久病虚损，时发潮热，气攻骨脊，拘急疼痛，夜梦遗精，面色痿夭，脚膝无力。

人参　茯苓　白术　甘草　生地　当归　白芍　川芎　黄芪　肉桂各等分。

共为末，每服五六钱，姜、枣煎服。

圣愈汤

治一切失血，或血虚烦热躁渴，睡卧不安，或疮疡脓血出多，五心烦热。

熟地三钱　生地三钱　当归二钱　人参二钱　黄芪二钱　川芎一钱。

水煎服。

还少丹

大补心肾脾胃，一切虚损，神志俱耗，筋力顿衰，腰脚沉重，肢体倦怠，小便浑浊。

山萸肉一两　山药一两　远志一两　牛膝一两　五味子一两　茯苓一两　巴戟一两　肉苁蓉一两　熟地二两

菖蒲一两　茴香一两　杜仲一两　楮实子一两　枸杞子二两。

共研细末，炼蜜为丸如梧子大，每服三十丸。

人参养荣汤

治脾肺俱虚，发热恶寒，肢体疲倦，食少作泻。

白芍一钱五分　人参一钱　陈皮一钱　黄芪二钱　桂心四分　当归二钱　白术一钱　甘草四分　熟地三钱　五味五分　茯苓二钱　远志五分　大枣二枚　姜三片。

参术膏

治虚弱受风，诸药不应，元气日伤，虚症蜂起。但用此药，补其中气，诸症自愈。

人参　白术等分。

水煎稠汤化服之。

人参散

治邪热客经络，痰嗽烦热，头目昏痛，盗汗倦怠，一切血热虚劳。

黄芩五钱　人参一两　白术一两　茯苓一两　赤芍一两　半夏一两　柴胡一两　甘草一两　当归一两　葛根一两。

共研末，每服三钱，大枣二枚，姜三片，同煎。

保真汤

治虚劳骨蒸。

当归五分　生地五分　熟地五分　黄芪五分　人参五分　白术五分　茯苓五分　甘草五分　天冬一钱　麦冬一钱　白芍一钱　黄柏一钱　知母一钱　五味一钱　柴胡一钱　地骨皮一钱　陈皮一钱　莲子一钱　枣二枚　姜三

片。

水煎服。

三才封髓丹

治诸虚发热，心肾不交，遗精梦泄。

天冬一两　熟地一两　人参一两　黄柏三两　砂仁一两　甘草七钱。

研末，曲糊丸如桐子大，每服五十丸。

天真丸

治一切亡血过多，形体消瘦，饮食不进，肠胃滑泄，津液枯竭。

精羊肉七斤去筋膜脂皮　肉苁蓉十两　当归十二两　山药十两　天冬一斤。

以上四味为末，安羊肉内，用陈酒四瓶，煨令酒尽，加水二升，煨候肉糜烂，再入黄芪末五两、人参末二两、白术末二两，糯米饭为丸如梧子大。每早、晚各服一百丸。

补阴丸

治阴虚发热，脚膝无力。

黄柏八两　知母三两　熟地三两　龟板四两　当归一两五钱　白芍二两　牛膝二两　陈皮二两　琐阳一两五钱　虎骨一两酥炙。

共研末，酒煮羊肉，丸如桐子大，每服五六十丸。

大造丸

治虚损劳伤，咳嗽潮热。

紫河车一具　龟板二两　黄柏一两五钱　杜仲一两五钱　牛膝一两　天冬一两　麦冬一两　人参一两　地黄二

两茯苓砂仁六钱同煮去之。

研末，酒米糊丸，每服四钱，盐汤下。妇人去龟板，加当归。

人参固本丸

治肺肾劳热。

人参二两　天冬四两　麦冬四两　生地四两　熟地四两。

蜜丸如桐子大，每服七十丸。

天王补心丹

治心血不足，形体虚弱，怔忡健忘，心口多汗，口舌生疮。

生地四两　人参一两　元参一两　丹参一两　茯苓一两　桔梗一两　远志五钱　枣仁一两　柏仁一两　天冬一两　麦冬一两　当归一两　五味五钱。

蜜丸如弹子大，朱砂为衣，灯心汤下一丸。

龟鹿二仙胶

治虚弱少气，梦遗泄精，目视不明。

鹿角十斤　龟板五斤　人参一斤　枸杞二斤。

桑柴火熬膏，每用三钱，温酒服。

六味地黄丸

治五劳七伤，精血枯竭，自汗盗汗，头晕目眩，遗精失血，消渴淋浊，舌燥咽疼。

地黄八两　萸肉四两　山药四两　丹皮三两　茯苓三两　泽泻三两。

蜜丸，盐汤下四五钱。

归脾汤

治思虑太过，劳伤心脾，怔忡健忘，惊悸盗汗，发热体倦，食少不眠。

人参一钱五分　茯神一钱五分　白术一钱五分　黄芪一钱五分　枣仁一钱五分　当归一钱五分　远志五分　木香五分　甘草五分　龙眼肉十枚　大枣二枚　姜三片。

水煎服。

当归补血汤

治伤于劳役，肌热面赤，烦渴引饮，脉大而虚。

黄芪一两　当归二钱。

水煎服。

脑　　漏

脑漏者，鼻如渊泉，涓涓流涕。致病有三：曰风也、火也、寒也。鼻为肺窍，司呼吸以通阳，贼风侵人，随吸入之气上彻于脑，以致鼻窍不通，时流清涕，此风伤之脑漏也。阳邪外铄，肝火内燔，鼻窍半通，时流黄水，此火伤之脑漏也。冬月祁寒，感冒重阴，寒气侵脑，鼻窍不通，时流浊涕，此寒伤之脑漏也。致病不同，施治各异，宜随症辨之。

风伤脑，桑菊愈风汤主之。

桑菊愈风汤自制

桑叶三钱　杭菊三钱　蔓荆子一钱五分　当归一钱五分　桔梗一钱　枳壳一钱　川贝二钱　杏仁三钱　川芎八分　黑芝麻一撮。

火伤脑，清肝透顶汤主之。

清肝透顶汤自制

羚羊角一钱五分　夏枯草二钱　石决八钱　丹皮一钱五分　元参一钱　桔梗一钱　蝉衣一钱五分　桑叶二钱　薄荷一钱　陈橄榄二枚。

寒伤脑，通阳圣化汤主之。

通阳圣化汤自制

当归二钱　川芎一钱　香附二钱　白术一钱五分　羌活一钱　白芷五分酒蒸　辛荑一钱切　天麻六分　红枣五枚　姜三片。

鼻衄

鼻衄一症，与吐血不同。吐血者，阴分久亏，龙雷之火犯肺，日受薰灼，金气大伤，其来也由渐，其病也最深，故血从口出，而不从鼻出。鼻衄之症，其平日肺气未伤，只因一时肝火蕴结，骤犯肺穴，火性炎上，逼血上行，故血从鼻出，而不从口出。每见近来医家，因方书犀角地黄汤条下，有统治吐血、衄血之语，一遇鼻衄，即以犀角地黄汤治之，究竟百无一效。此其弊在拘执古方，不明经络。盖犀角地黄多心肾之药，用以治肝肺，宜其格不相入矣。予自制豢龙汤一方，专治鼻衄，无不应手而效。此实数十年历历有验者，可知医道当自出手眼，辨症察经，不可徒执古方，拘而不化也。

豢龙汤自制

羚羊角一钱五分　牡蛎四钱　石斛三钱　麦冬一钱五分青黛少许拌　南沙参四钱　川贝二钱去心研　夏枯草一钱五分　丹皮一钱五分　黑荆芥一钱　薄荷炭一钱　茜草根二钱　牛膝二钱　茅根五钱　藕五大片。

齿牙出血

经曰：中焦受气取汁，变化而赤，谓之血。此知血生于中焦，而主于心，故五脏各有守经之血，而六腑则无之。其散于脉内者，随冲、任、督三经，遍行经络；其散在脉外者，周流于肌腠皮毛之间。凡吐血、衄血、牙龈齿缝出血，皆散在经络之血，涌而上决者也。近人谓巨口吐红及牙龈齿缝出血者，谓之胃血。此说大谬。盖胃为外腑，职司出纳，为水谷蓄泄之要区，其中并无一丝一点之血。即牙宣出血一症，不过胃火炽盛，肉不附骨，故血热而上涌。其牙不宣而出血者，乃阴虚阳亢，龙雷之火冲激胃经所致。湖州钱左，患齿缝出血，牙并不宣，多则血流盈盏，昼夜十余次，面红目赤，烦扰不安。为制苍玉潜龙汤，连服十余剂而愈。

苍玉潜龙汤自制

生地四钱　龟板六钱　石膏三钱　龙齿二钱　石斛三钱　花粉二钱　丹皮一钱五分　羚羊角一钱五分　沙参四钱　白芍一钱五分。

藕三两、茅根五钱，同煎汤代水。

关格

关格一症，所系最大。《灵》、《素》诸书及秦越人、张长沙，俱皆论列，而未有成方；后起诸贤，又绝无论及此症者。迨云岐子谓阴阳易位，病名关格。所传九方，动辄脑、麝、硝、黄、皂角，非开透，即劫夺，奄奄将毙之人，其能堪此乎！是有方不如无方，医学中反添一重魔劫矣。《素问》谓：人迎一盛，病在少阳；二盛在太阳；三盛在阳明；四盛以上为格阳。寸口一盛，病在厥阴；二盛在少阴；三盛在太阴；四盛以上为关阴。经络分明，言言典要，而惜乎治法不传也。秦越人发为阴乘阳乘之论，乃合寸尺之脉并言之。寸上过位，入鱼际为溢；尺下过位，入尺泽为覆。此阴阳之偏，各造其极，最为精当，而惜乎治法不传也。张长沙谓寸口脉浮而大，浮为虚，大为实，在尺为关，在寸为格。又曰：心脉洪大而长，则关格不通。又谓趺阳脉伏而涩，伏则吐逆，水谷不化；涩则食不得入，名曰关格。凡三言之，其曰在寸为格，在尺为关者，乃言阴阳不相荣也。其曰心脉洪大而长，则关格不通者，言五志不安，营卫亏损，孤阳独发，故上下不通也。曰趺阳脉伏而涩者，乃胃气败坏之明徵也。察脉论症，更为详尽，而惜乎治法不传也。至西江喻氏，力讲调和营卫，不偏阴，不偏阳，听胃气之自为敷布，不问其关于何而开，格于何而通，一惟求之于中，握枢而运，以渐透于上下，营气通则加意于营，卫气通则加意于卫，因立进退黄连汤一方，又立资液救焚汤一方，以为标准。此与云岐子之九方，霄壤悬殊矣。而愚则以为所重者尤在于上。苟在上之格者能通，则在下之关者亦无不通。尝见患此症者，多起于忧愁怒郁，即富贵之家，亦多有隐痛难言之处，可见病实由于中上焦，而非起于下焦也。始则气机不利，喉下作梗；继则胃气反逆，食入作吐；后乃食少吐多，痰涎上涌，日渐便溺艰难。此缘心肝两经之火煎熬太过，营血消耗，郁蒸为痰；饮食入胃，以类相从，谷海变为痰薮，而又孤阳独发，气火升痰，宜其格而不入也。格与关皆为逆象，惟治之以至和，导之以大顺，使在上者能顺流而下，则在下者亦迎刃而解矣。故于调养营卫之中，平肝理气，此一法也。于调养营卫之中，和胃化痰，亦一法也。于调养营卫之中，兼清君相之火，又一法也。关格既成，本难施治，但仁人孝子必不忍坐视危亡，欲于死中求活，非精心研究不可。续制四方，以备参酌。

肝气犯胃，食入作吐，宜解郁和中，归桂化逆汤主之。

归桂化逆汤自制

当归二钱　白芍一钱五分酒炒　肉桂五分　青皮一钱　茯苓二钱　蒺藜四钱　郁金二钱　合欢花二钱　木香五分　牛膝二钱　玫瑰花五分　红枣五枚　降香五分。

痰气上逆，食入呕吐，人参半夏汤主之。

人参半夏汤自制

人参二钱　半夏三钱　广皮一钱　茯苓二钱　当归二钱　沉香五分　郁金二钱　砂仁一钱　佩兰一钱　苡仁四钱　牛膝二钱　佛手五分　白檀香五分。

孤阳独发，阻格饮食，甚则作呃，和中大顺汤主之。

和中大顺汤自制

人参二钱　麦冬二钱　丹参三钱　柏仁二钱　丹皮二钱　生地四钱　白赤芍各一钱　白潼蒺藜各三钱　赭石三钱煅研　合欢花二钱。

竹沥两大匙、姜汁两滴，同冲服。

二气双调饮，通治关格。

二气双调饮自制

人参二钱　茯苓二钱　山药三钱　归身二钱　枸杞三钱　干苁蓉三钱　牛膝二钱　广皮一钱　半夏一钱五分　砂仁一钱　青皮一钱五分蜜水炒　沉香五分人乳磨冲。

附：关格门诸方

喻氏进退黄连汤

平调荣卫，不偏阴，不偏阳，所谓运中枢以听其进退也。

黄连八分姜汁炒　炮姜八分　人参一钱五分人乳拌蒸　桂枝一钱　半夏一钱五分姜制　大枣二枚。

进法：本方诸药俱不制，水三钟，煎一半，温服。

退法：不用桂枝，黄连减半，或加肉桂五分，如上逐味制熟，煎服法同。每早加服附桂八味丸三钱。

资液救焚汤

治五志厥阳之火。

生地二钱取汁　麦冬二钱取汁　人参一钱五分人乳拌蒸　炙甘草一钱　阿胶一钱　胡麻仁一钱炒研　柏子仁七分　五味子四分　紫石英一钱　寒水石一钱　生犀汁磨二分　滑石一钱二分敲碎不为末　生姜汁二茶匙。

除四汁及阿胶共八味，用名山泉水四钟，缓火煎至一杯半，去渣，入四汁及阿胶，再缓火略煎，至胶烊化斟出，调牛黄末五厘，日中分二、三次热服。空朝先服附桂八味丸三钱。

附：云岐子九方此等方法断不可用，录之以为鉴戒

柏子仁方

人参　半夏　茯苓　陈皮　柏仁　甘草　麝香　郁李仁　姜三斤。

人参散

人参　麝香　冰片。

甘草汤调服。

既济丸

附子　人参　麝香。

槟榔益气汤

槟榔　人参　白术　当归　黄芪　陈皮　升麻　甘草　柴胡　枳壳　生姜。

煎服。

木通二陈汤

木通　陈皮　半夏　茯苓　甘草　枳壳　生姜。

煎服。

导气清利汤

猪苓　泽泻　白术　人参　甘草　木通　栀子　茯

苓　槟榔　枳壳　大黄　厚朴　麝香　黑牵牛　广皮　半夏　藿香　柏仁　生姜。

煎服。

加味麻仁丸

大黄　白芍　厚朴　当归　杏仁　麻仁　槟榔　木香　枳壳。

蜜为丸。

皂角散

大皂角。

烧存性，研细末，以猪脂一两调服。又服八正散，加槟榔、枳壳、朴硝、桃仁、灯心，茶服。

大承气汤

大黄　芒硝　枳实　厚朴。

以上九方，只图取快目前，不顾消伐元气。然此等药入口，轻者增剧，剧者立毙，究竟目前亦不快也。

卷三

咳嗽

经曰：五脏皆令人咳，非独肺也。可知心、肝、脾、肾四经，各有咳嗽之症，不过假途于肺耳！只此二语，度尽金针。后人不明此义，一遇咳嗽，不辨其所以致咳之由，便从肺治，又安怪其效者少，而不效者多耶？兹将肺脏之咳，详列于前；心、肝、脾、肾之咳，条载于后。庶几辨症则了然无疑，施治则知所措手矣。

肺热而咳，上焦微喘，肌表漫热，口燥咽干者，玉环煎主之。

玉环煎自制

玉竹四钱　羚羊角一钱五分　沙参四钱　麦冬二钱　石斛三钱　贝母二钱　蒌皮三钱　蛤粉四钱　梨汁半杯，冲服。

肺寒而咳，乃水邪射肺，水冷金寒，咳吐痰沫，胸脘作懑，肌肤凛冽者，姜桂二陈汤主之。

姜桂二陈汤自制

炮姜五分　桂枝五分　橘红一钱　半夏一钱　葶苈子

二钱　当归一钱五分　茯苓二钱　白术一钱　苏子一钱五分　杏仁三钱。

苡仁一两，煎汤代水。

肺虚而咳，肌表微热，神倦气短，不时火升，失血咽痛者，保肺济生丹主之。

保肺济生丹自制

天冬一钱五分　麦冬一钱五分　人参一钱　沙参四钱　五味五分　玉竹三钱　女贞子二钱　茯苓二钱　山药三钱　贝母二钱　茜草根二钱　杏仁三钱。

藕三两，切片，煎汤代水。

虚之甚者，火升体羸，咳嗽失血，咽破失音。此为碎金不鸣，症极危险。金水济生丹主之。

金水济生丹自制

天冬一钱五分　麦冬一钱五分　生地五钱切　人参一钱　沙参四钱　龟板八钱　玉竹三钱　石斛三钱　茜草根二钱　蒌皮三钱　山药三钱　贝母二钱　杏仁三钱。

淡竹叶十张，鸡子清一个，藕三两，煎汤代水。

肺实而咳，胸脘喘满，时吐稠痰，降气和中汤主之。

降气和中汤自制

苏子一钱五分　沉香五分　海石三钱　蒌仁四钱　莱菔二钱　芥子一钱　橘红一钱　半夏一钱　桑皮二钱　贝母二钱　杏仁三钱。

姜汁两小匙，冲服。

实之甚者，痰气闭结，语音不出。此为塞金不鸣。金牛汤主之。

金牛汤自制

郁金二钱 牛蒡子三钱砂研 陈麻黄四分蜜水炙 瓜蒌皮三钱 苏子一钱五分 芥子一钱 沉香五分 贝母二钱 杏仁三钱 橘红一钱 半夏一钱 桑皮二钱 枇杷叶两张，刷毛，蜜炙。

嗜饮太过，伤肺而咳者，加减葛花汤主之。

加减葛花汤自制

葛花二钱 鸡椇子三钱 花粉二钱 石斛三钱 沙参四钱 麦冬一钱五分 茯苓二钱 苡仁四钱 橘红一钱 陈贝母二钱 杏仁三钱 橄榄二枚，打碎者亦可用。

风痰入肺，久经吼咳者，鹅梨汤主之。

鹅梨汤自制

鹅管石五分煅研 陈麻黄五分，蜜炙 当归一钱五分 茯苓二钱 蒌仁四钱 苏子一钱五分 桑叶一钱 橘红一钱 半夏一钱 贝母二钱 杏仁三钱。

梨汁两大匙、姜汁两小匙，同冲服。

肺气壅塞，致成肺痈，咳吐脓痰，气甚腥秽者，石花汤主之。

石花汤自制

白石英三钱煅研 合欢花二钱 鲜百部四钱 沙参四钱 麦冬一钱五分 贝母二钱 桑皮二钱 苏子一钱五分 杏仁三钱 茯苓二钱 苡仁四钱 淡竹叶十张 金丝荷叶两张，去背上白皮。

肺叶痿败，喘咳夹红者，白胶汤主之。

白胶汤自制

嫩白及四钱研末 陈阿胶二钱。

冲汤调服。

心经之咳，痰少心烦，夜不成寐，玄妙散主之。

玄妙散自制

玄参一钱五分　丹参三钱　沙参四钱　茯神二钱　柏仁二钱　麦冬一钱五分，朱砂拌　桔梗一钱　贝母二钱　杏仁三钱　夜合花二钱　淡竹叶十张　灯心三尺。

肝经之咳，痰少胁痛，易怒头眩，丹青饮主之。

丹青饮自制

赭石三钱　麦冬一钱五分，青黛拌　杭菊二钱　石斛三钱　潼蒺藜三钱　白蒺藜三钱　沙参四钱　桑叶一钱　橘红一钱　贝母二钱　杏仁三钱　旋覆花一钱，细绢包扎好。

脾经之咳，胸懑痰稠，食少体倦，术米汤主之。

术米汤自制

当归一钱五分　茯苓三钱　白术一钱五分　苡米八钱　橘红一钱　半夏一钱五分　莱菔二钱　杏仁三钱　海石三钱　蒌仁四钱。

姜汁两小匙，冲服。

肾经之咳，或呛或喘，痰味咸而有黑花者，山虎汤主之。

山虎汤自制

蛤蚧尾一对酒洗　生地四钱，切片蛤粉炒　沉香五分　破故纸一钱五分，核桃肉拌炒　人参二钱　沙参四钱　茯苓二钱　山药三钱　贝母二钱　杏仁三钱　麦冬一钱五分。

人乳半杯、姜汁两滴，同冲服。

五脏传腑之咳附后

经曰：五脏咳久，传于六腑。脾咳不已，则胃受之。胃咳之状，咳而呕，呕甚则长虫出。胃乃脾之妻，故脾咳必传于胃。胃受邪则水谷不安，故发呕。长虫处胃中以助运化，呕甚则胃气逆而不降，故长虫亦随气而出也。加味二陈汤主之。

加味二陈汤自制

橘红一钱　半夏一钱五分　茯苓二钱　白术一钱　苡仁四钱　枳壳一钱　砂仁一钱　苏梗一钱　花椒子二十四粒　姜三片。

肝咳不已，则胆受之。胆咳之状，咳呕胆汁。胆为清净之府，肝邪中之，则胆不安而汁内沸，故所呕皆苦水。西清汤主之。

西清汤自制

桂枝五分　栀子一钱五分，姜汁炒　苏子一钱五分　桑皮二钱　杏仁三钱　橘红一钱　半夏一钱　茯苓二钱　蒺藜三钱　郁金二钱　姜三片。

肺咳不已，则大肠受之。大肠咳状，咳而遗矢。肺与大肠，庚辛金也。风阳外烁，肺热移于大肠，更兼风入空窍，宜其咳而遗矢矣。当培土化热，兼以熄风，回风养脏汤主之。

回风养脏汤自制

沙参四钱　苏子一钱五分　枳壳一钱　前胡一钱　桑叶一钱　茯苓二钱　白术一钱　苡仁四钱　橘红一钱　贝母二钱　荷叶蒂一枚。

心咳不已，则小肠受之。小肠咳状，咳而失气，气与咳俱失。小肠下口，接大肠之上口，小肠化则大肠通，小肠咳则气达于大肠，故下焦之浊气不时宣泄也。

洁宫汤主之。

洁宫汤自制

沙参四钱　茯神二钱　远志五分，甘草水炒　归身二钱　麦冬二钱　贝母二钱　橘红一钱　半夏一钱　白术一钱　砂仁一钱　姜三片。

肾咳不已，则膀胱受之。膀胱咳状，咳而遗溺。膀胱为津液之府，咳则气不能禁而遗溺也。加味茯菟汤主之。

加味茯菟汤自制

茯苓三钱　菟丝四钱　杜仲三钱　破故纸一钱五分　当归二钱　贝母二钱　橘红一钱　半夏一钱　杏仁三钱　白术一钱　核桃肉二枚，过口。

久咳不已，则三焦受之。三焦咳状，咳而腹满，不欲饮食。此皆聚于胃，关于肺，使人多涕吐，而面浮肿气逆也。久咳则三焦俱病。聚于胃者，胃为五脏六腑之本也。关于肺者，咳必动肺，面浮、气逆，皆肺病也。通理汤主之。

通理汤自制

当归二钱　茯苓二钱　白术一钱　苡仁四钱　枳壳一钱　橘红一钱　半夏一钱　厚朴一钱　苏子一钱五分　桑皮二钱　砂仁一钱　青皮一钱　姜三片。

附：咳嗽门诸方

补肺汤

治肺虚咳嗽。

人参一钱　黄芪二钱　五味五分　紫菀一钱　桑皮二钱　熟地三钱。

入蜜少许和服。

补肺阿胶散

治肺虚有火，咳无津液而气哽者。

阿胶一两五钱　马兜铃一两　甘草一两　牛蒡子一两　杏仁七钱　糯米一两。

水煎，分温服。

百合固金汤

治肺伤咽痛，喘嗽痰血。

生地一钱　熟地三钱　麦冬一钱五分　百合三钱　当归一钱五分　白芍一钱　贝母一钱五分　甘草五分　元参一钱　桔梗一钱。

水煎服。

紫菀汤

治肺伤气极，劳热久嗽，吐痰吐血。

紫菀二钱　阿胶二钱，蛤粉拌炒　知母一钱　贝母二钱　桔梗一钱　人参一钱　茯苓二钱　甘草五分　五味子十二粒　莲子十粒去心。

秦艽扶羸汤

治肺痿骨蒸，或寒或热，成劳咳嗽，声嗄不出。

柴胡一钱　秦艽一钱　人参一钱　当归一钱五分　鳖甲一钱五分炙　地骨皮一钱五分　紫菀一钱　半夏一钱　甘草五分。

水煎服。

黄芪鳖甲散

治男女虚劳客热，五心烦热，四肢倦怠，咳嗽咽干，自汗，食少，日晡发热。

黄芪五钱　鳖甲五钱　天冬五钱　秦艽五钱　柴胡三钱　地骨皮三钱　茯苓三钱　桑皮三钱五分　紫菀三钱五分　半夏三钱五分　白芍三钱五分　生地三钱五分　知母三钱五分　甘草三钱五分　人参一钱五分　桔梗一钱五分　肉桂一钱五分。

每用一两，水煎服。一方加姜三片。

秦艽鳖甲散

治风劳骨蒸，午后壮热，咳嗽肌瘦，颊赤，盗汗，脉来细数。

鳖甲三钱　秦艽一钱五分　知母一钱五分　当归一钱五分　柴胡一钱　地骨皮二钱　乌梅一个　青蒿五叶。

水煎服。汗多加黄芪二钱。

苏子降气汤

治虚阳上攻，气不升降，上盛下虚，痰涎壅盛，喘嗽，呕血，或大便不利。

苏子一钱五分　半夏一钱　前胡一钱　厚朴一钱　橘红一钱　当归二钱　甘草五分　沉香五分。

水煎服。

定喘汤

治肺虚感寒，气逆膈热，而作哮喘。

白果二十一粒　麻黄四分　半夏一钱　款冬花一钱　桑皮二钱　苏子一钱五分　杏仁二钱　黄芩一钱　甘草五分。

水煎服。

咳血方

治咳嗽痰血。

青黛　蒌仁　海石　山栀　诃子肉　杏仁各等分。

蜜为丸，噙化。

独圣散

治多年咳嗽，肺痿咯血。

白及。研细末，每服二钱，临卧时糯米汤下。

清咽太平丸

治膈上有火，早间咯血，两颊常赤，咽喉作痛不清。

薄荷十两　川芎二两　防风二两　犀角二两　柿霜二两　甘草二两　桔梗三钱。

蜜为丸，如梧子大，每服五十丸。

犀角地黄汤

治肝胃火盛，吐血，衄血，咳血，便血，及阳毒发斑。

生地一两五钱　犀角一钱　白芍一两　丹皮二钱。

每服五钱。

桑皮等汁十味煎

治咳嗽经久，将成肺痿，乍寒乍热，唾涕稠粘，喘息气上，唇干吐血。

桑皮汁一升　地骨皮汁三升　生地汁五升　麦冬汁二升　生葛汁三升　淡竹沥三升　生姜汁一升　白蜜一升　枣膏一升　牛酥三合。

共熬成膏，每服五钱。

二陈汤

治一切痰饮为病，咳嗽胀满，呕吐恶心，头眩，心悸。

半夏二钱　陈广一钱　茯苓一钱　甘草五分　姜三片。

水煎服。

清肺饮

治痰湿久留，咳嗽气逆。

杏仁二钱　贝母二钱　茯苓二钱　桔梗一钱　甘草五分　橘红一钱　五味子五分　姜三片。

金沸草散

治肺经伤风，头目昏痛，咳嗽痰多。

金沸草一钱，绢包　前胡一钱　细辛三分　荆芥一钱　茯苓二钱　半夏一钱　甘草五分　枣二枚　姜三片。

百花膏

治喘咳不已，或痰中有血。

川百合　款冬花等分。

蜜丸如弹子大，噙化。

痰　饮

痰饮者，先生痰而后停饮，积水为病也。人非水谷不能生活，然水气太盛，不能流行，则病亦丛生。论者谓人生所贵者水也。天一生水，乃至充周流灌，无处不到，一有瘀蓄，即如江河回薄之处，秽莝积聚，水道日隘，横流旁溢，必顺其性、因其势而利导之，庶得免乎泛滥。此说是矣。然谓为天一之水，充周流灌，以至于瘀蓄，则窃以为不然。夫天一之水，精也、血也、津液也。此人身之圣水，惟患其少，不患其多，安有变为痰饮之理？且停饮之人，往往呕吐，所吐之水，或清或黄，或酸或腐，动辄盈盆，天一之水，顾若此之贱且多乎？盖水谷入胃，除散精之外，其势下趋，由小肠而膀胱，乃气化而出，无所为饮也。惟脾有积湿，胃有蕴热，湿与热交蒸，脾胃中先有顽痰，胶粘不解，然后入胃之水遇痰而停，不能疾趋于下，日积月累，饮乃由是而成。又况嗜茶太过者，湿伤脾；嗜酒太过者，热伤胃；过嗜生冷者，寒伤脾胃，各各不同。而于是痰饮、悬饮、溢饮、支饮、留饮、伏饮，遂由浅入深，而酿成痼疾矣。见症与治法，均列于后。

痰饮

痰饮者，水从胃出，下走肠间，辘辘有声，胸中微痞，头目作眩。桂术二陈汤主之。

桂术二陈汤自制

桂枝八分　白术一钱五分　广皮一钱　半夏一钱五分　茯苓三钱　枳实一钱　泽泻一钱五分　牛膝一钱五分　车前二钱　姜三片。

悬饮

悬饮者，水流胁下，咳吐引痛。胁乃肝胆之位，水气在胁，则肝气拂逆，而肺金清肃之令不能下行，故咳而引痛也。椒目瓜蒌汤主之。

椒目瓜蒌汤自制

椒目五十粒　瓜蒌果五钱切　桑皮二钱　葶苈子二钱　橘红一钱　半夏一钱五分　茯苓二钱　苏子一钱五分　蒺

藜三钱　姜三片。

溢饮

溢饮者，水气旁流于四肢也。脾受水邪，溢入四末，故肢节作肿，身重无力。桂苓神术汤主之。

桂苓神术汤自制

桂枝八分　茯苓三钱　白术一钱　茅术一钱　苡仁八钱　广皮一钱　半夏一钱五分　厚朴一钱　砂仁一钱　姜三片。

支饮

支饮者，水停心下，入于胸膈，咳逆倚息短气，其形如肿。桑苏桂苓汤主之。

桑苏桂苓汤自制

桑皮三钱　苏子二钱　桂枝八分　茯苓三钱　泽泻一钱五分　大腹皮一钱五分　橘红一钱　半夏一钱五分　杏仁三钱　猪苓一钱　姜三片。

留饮

留饮者，留而不去也，心下痞满，作哕，头眩。芎归桂朴汤主之。

芎归桂朴汤自制

川芎八分　当归二钱　桂枝八分　厚朴一钱　枳实一钱　广皮一钱　半夏一钱五分　茯苓三钱　天麻六分　菊花二钱　姜三片。

伏饮

伏饮者，伏而不出也。痰满喘咳吐，发则寒热，背腰痛，其人振振身瞤剧。此乃三阳之气为阴邪遏抑，郁而不舒。桂枝半夏汤主之。

桂枝半夏汤自制

桂枝八分　半夏一钱五分　茯苓三钱　广皮一钱　白术二钱　芥子一钱　厚朴一钱　紫苏一钱　贝母二钱　甘草四分　姜三片。

附：痰饮门诸方

苓桂术甘汤

治胸胁支满，头目作眩。

茯苓四两　桂枝三两　白术三两　甘草二两。

水六升，煎三升，分温服。

甘遂半夏汤

治留饮结于肠胃。

甘遂大者三枚　半夏十二枚　白芍五枝　甘草如指大一枚。

上四味，以水二升，煮取半升，去渣，加蜜半升，和药汁煎取八合，温服。

小青龙汤

治水饮溢出于表，营卫不利，宜发汗，以散其水。

麻黄三两　白芍三两　五味半升　干姜三两　甘草三两　细辛三两　桂枝三两　半夏半升。

水一斗，煮取三升，分温服。

木防己汤

治支饮上入膈中。

防己三两　人参四两　桂枝二两　石膏八两。

水六升，煎取二升，分温服。

防己加茯苓芒硝汤

治支饮胸膈痞满。

防己二两　桂枝二两　人参四两　茯苓四两　芒硝三合。

水六升，煎取二升，分温服。

泽泻汤

治支饮之在心下者。

泽泻五两　白术二两。

水二升，煎取一升，分温服。

厚朴大黄汤

治支饮胸膈痞满。

厚朴一尺　大黄六两　枳实五枚。

水五升，煮取二升，分温服。

椒目葶苈大黄丸

治腹满，口舌干燥，肠间有水气者。

防己一两　椒目五钱　葶苈一两　大黄一两。

研末，蜜丸如梧子大，每服十丸，日三服。

小半夏加茯苓汤

治湿痰悬饮。

半夏一升　茯苓四两　生姜八两。

水七升，煮取一升五合，分温服。

茯苓饮

治痰饮胸痞。

茯苓三两　人参三两　白术三两　枳实二两　陈皮三两　生姜四两。

水六升，煮取二升，分温服。

二贤汤

治一切痰饮。

橘皮一斤　甘草四两　食盐四两。

水四升，煎取一升，分温服。

豁痰汤

治一切痰疾。

柴胡一钱　半夏一钱　枯芩五分　人参五分　甘草五分　紫苏五分　陈皮一钱　厚朴五分　南星五分　薄荷五分　枳壳五分　羌活五分　姜三片。

老痰丸

润燥开郁，降火消痰，治老痰凝滞喉间，吐咯难出。

天冬一两　黄芩一两　海粉一两　橘红一两　连翘五钱　桔梗五钱　青黛一钱　香附五钱　芒硝二钱　蒌仁五钱。

研末，炼蜜加姜汁和丸，如梧子大，每服五十丸。

御爱紫宸汤

解宿酒哕呕，恶心痰唾，不进饮食。

木香五分　砂仁一钱　白芍一钱　檀香一钱　茯苓二钱　官桂五分　藿香一钱　陈皮一钱　葛根二钱　良姜五分　丁香五分　甘草三分。

水煎服。

四七汤

治七情郁结，痰涎如败絮，或如梅核，咽之不下，吐之不出。

半夏二钱　茯苓二钱五分　厚朴一钱二分　紫苏一钱二分　枣一枚　姜三片。

大川芎丸

消风壅，化痰涎，利咽膈，清头目。

川芎二两　薄荷四两　桔梗三两　甘草二两　防风二两　细辛五钱。

研末，蜜丸如梧子大，每服五十丸。

小川芎丸

治膈上痰。

川芎二两　大黄二两。

研末，皂角水为丸，如梧子大，每服三十丸。

神芎导水丸

治一切热痰郁结。

黄芩一两　黄连五钱　川芎五钱　薄荷五钱　大黄一两　滑石四两　黑丑二两。

研末，蜜丸如梧子大，每服三十丸。

二陈汤

治一切痰饮为病，咳嗽胀满，恶心头眩。

陈皮一钱　半夏二钱　茯苓二钱　甘草五分　姜三片。

清气化痰丸

治热痰。

半夏　胆星　橘红　枳实　杏仁　蒌仁　黄芩　茯苓等分。

淡姜汁和丸，每服三钱。

半夏天麻白术汤

治痰厥头痛，四肢厥冷。

半夏一钱　麦芽三钱　神曲三钱　白术一钱　苍术一钱　人参一钱　黄芪二钱　陈皮一钱　茯苓二钱　泽泻一钱五分　天麻六分　干姜三分　黄柏五分。

研末，每服五钱。

茯苓丸

治痰停中脘，两臂疼痛。

半夏一两　茯苓一两　枳壳五钱　风化硝二钱五分。

淡姜汁和丸，每服二钱。

结　胸

结胸有五：一为邪气结胸，一为痰气结胸，一为滞气结胸，一为水气结胸，其一则误下之结胸也。虽同一中脘痞懑，而受病不同，施治各异，倘一混投，为祸最烈。学者当明辨之。

邪气结胸，不外因寒、因热。寒气遏抑，则胃阳不通，故中脘痞懑，四肢倦怠，祛寒平胃散主之。风热内郁，则胸脘烦闷，心神焦躁，栀子解郁汤主之。

祛寒平胃散自制

炮姜五分　广皮一钱　茅术一钱　厚朴一钱　佩兰一钱　归身一钱五分　茯苓二钱　木香五分　砂仁一钱　郁金二钱　佛手柑五分。

栀子解郁汤自制

黑山栀二钱　瓜蒌果一个切　连翘二钱　薄荷二钱　葛根二钱　苏梗一钱五分　豆豉三钱　郁金二钱　淡竹叶二十张　白茅根五钱。

痰气结胸，当分燥湿。痰随火升，壅于中脘，竹沥涤痰汤主之。湿痰上泛，窒滞中郁，香苏二陈汤主之。

竹沥涤痰汤自制

川贝二钱　天竺黄六分　羚羊角一钱五分　桑皮二钱　瓜蒌仁四钱　石决明八钱　杏仁三钱　全福花一钱绢包。

淡竹沥半杯、姜汁两滴，同冲服。

香苏二陈汤自制

沉香六分　苏子二钱　橘红一钱　半夏一钱五分　茯苓二钱　枳壳一钱　厚朴一钱　杏仁三钱　郁金二钱　苡仁四钱炒。

姜汁两小匙，冲服。

滞气结胸，症有缓急，治分轻重，古人成法具在，按症用药，尤宜谨慎。

壮热，神昏谵语，胸满拒按，舌焦黑起刺，脉实有力。此为大结胸，大承气汤主之。

大承气汤

大黄五钱酒洗　芒硝五钱　枳实一钱五分　厚朴一钱五分。

先将枳实、厚朴煎好，后入大黄，再后入芒硝，煎数沸。

发热，谵语，便硬，胸痞拒按，舌焦黄，脉实有力。此为小结胸，小承气汤主之。

小承气汤

大黄五钱酒洗　厚朴一钱五分　枳实一钱五分。

先将厚朴、枳实煎好，后入大黄，约百沸。

结胸痞满，按之则痛，脉来浮滑者，小陷胸汤主之。

小陷胸汤

黄连五分　蒌仁五钱　半夏一钱五分。

水煎服。

结胸失下，以致胸中大实，元气大亏，不下则胀满而死，下之则元气随脱，所谓下亦死，不下亦死也。然于死中求活，须一面攻下，一面保真。如黄龙汤一法，人参、大黄并用，用意虽佳，然究竟互相牵制，补者不补，而攻者不攻，不若先服攻下之剂，俟药力已达病所，随后即服保纳元气之剂以收摄之。因自制承气保真汤，十中可救三四。此所谓天命难知，人事当尽，有一线生路，必须竭力挽回也。

承气汤

即大黄、芒硝、枳实、厚朴四味，先煎服，俟滞气将动，随服保真汤。

保真汤自制

人参三钱　附子二钱　干河车四钱　当归三钱　五味一钱五分　菟丝子八钱　大枣三枚　姜三片。

水结胸，心下至少腹硬痛满，不可近，或潮热，或无大热，但头微汗出，脉沉，名水结胸。大陷胸汤主之。

大陷胸汤

大黄五钱，先煎去渣，入芒硝五钱，煎数沸，再入甘遂末一钱，温服。

按：此药过于峻猛，万不可轻投。予自制决壅顺流汤，颇能于平稳中取效。

决壅顺流汤自制

大黄三钱　木通三钱　瓜蒌实一个　厚朴一钱　青皮一钱　枳实一钱　瞿麦二钱　车前子二钱。

水煎服。

误下之结胸，因邪未入阳明，下之太早，徒伤元气，邪反乘虚而入，居于心胸之间，内既不能从肠胃而下，外又不能从肌表而出，逗留蕴结，胸脘痞满，按之不痛。盖无形之邪，非有形之滞，邪在心胸，而不在胃也。诸泻心汤主之。其药味分两，当随症随时，谨慎加减。

误下之结胸，心不痞，而复恶寒汗出者，附子泻心汤主之。

附子泻心汤

附子　大黄　黄连　黄芩。

误下结胸，痞满不痛，身寒而呕，饮食不下者，半夏泻心汤主之。

半夏泻心汤

半夏　黄连　黄芩　甘草　人参　干姜　大枣。

误下结胸，下利谷不化，腹中雷鸣，心下痞满，干呕心烦者，甘草泻心汤主之。

甘草泻心汤

甘草倍用　半夏　黄连　干姜　大枣。

痎　疟

经曰：痎疟皆生于风，其畜作有时者何也？岐伯之对，极为详明。后之论者，乃谓疟病皆起于少阳。缘少阳为半表半里之经，进而与阴争则寒，退而与阳争则热。此解相沿已数百年，初阅之似亦近理，细思之颇为不然。盖疟有一日一作者，有间日一作者，有三日一作者，轻重悬殊，岂得谓之皆在少阳乎？且进而与阴争，退而与阳争，谁进之而谁退之？岂病之自为进退乎？当其寒也，鼓颔战栗，固属病进；及其热也，谵语神昏，岂得谓之病退乎？细绎经文，乃恍然大悟。经曰：此皆得之夏，伤于暑热，因得秋气，汗出遇风，及得之以浴，水气舍于皮肤之间，邪气与卫气并居。此明明说暑热之气先入于内，后受风寒，包裹热邪，是热邪在里，寒邪在外也。及其与卫气同发，先发在外之寒邪，故先寒；次发在内之热邪，故后热；至得汗之后，风热渐解，故寒热俱平。则有寒有热，乃邪之循序而发，而非进与阴争，退与阳争，断断然矣。其一日一作者何也？邪在卫也。经曰：卫气者，昼日行于阳，夜行于阴，内外相薄，是以日作。此言卫气行于人身，一日一周，邪气与卫气同行，故疟亦一日一作也。其间日一作者何也？邪在营也。经曰：邪藏于皮肤之内，肠胃之外，此营气之所舍也。邪气在于营分，则虽卫气独发，而邪气在内，不与之并行，更历一周，而邪气始与卫气相遇，故疟亦间日一作也。其三日一作者何也？邪在腑也。经曰：邪气与卫气客于六腑，有时相失，不能相得，故休数日乃作也。可知人之一身，由卫而营，由营而腑，自表及里，自有一定次第。邪气在腑，已入第三层，故疟亦三日一作也。治之之法，当先投辛温，解其外裹之寒；更进辛凉，清其内蕴之热。俾得邪从汗出，而病可霍然。至于在营、在腑，按经投剂，方有端绪。雄于前贤，无能为役，何敢自矜独得，妄议古人，然释经辨症，不得不细细推敲。谁谓医为小道，《内经》易读乎哉？

初发寒邪，宜辛温解散，辟寒散主之。

辟寒散自制

川芎八分　防风一钱　白芷五分　广皮一钱　半夏一钱五分　羌活一钱　秦艽一钱　枳壳一钱　苏梗一钱　姜三大片。

次发热邪，宜辛凉解散，清暑散主之。

清暑散自制

薄荷叶二钱　青蒿梗一钱五分　石斛三钱　贝母二钱　葛根二钱　连翘一钱五分　豆豉三钱　杏仁三钱　淡竹叶二十张。

寒热俱重，体盛脉实者，交加散主之。虚人禁用。

交加散自制

附子七分　石膏五钱　羌活一钱　防风一钱　广皮一钱　连翘一钱五分　葛根二钱　豆豉三钱　薄荷一钱　藿香一钱　姜皮八分　荷叶一角。

疟邪在营，间日一作者，和营双解散主之。

和营双解散自制

当归二钱　柴胡一钱　葛根二钱　广皮一钱　半夏一钱五分　贝母二钱　茯苓二钱　防风一钱　薄荷一钱　苏梗一钱　姜皮八分。

河、井水煎服。

大疟在腑，三日一作者，返正汤主之。

返正汤自制

当归二钱　茯苓二钱　白术一钱　炮姜五分　葛根二钱　广皮一钱　半夏一钱五分　贝母二钱　砂仁一钱　青皮一钱。

大疟日久，正气虚而邪未解者，斑龙托里汤主之。

斑龙托里汤自制

陈鹿胶一钱五分角霜炒　制首乌二钱　当归二钱　茯苓二钱　白术一钱　广皮一钱　半夏一钱五分　贝母二钱　砂仁一钱　党参四钱　苏梗一钱五分　大枣二枚　姜三片。

冬令受寒，伏藏于肾，春夏举发，寒变为热，先热后寒，名曰温疟。清正散主之。

清正散自制

青蒿梗一钱五分　薄荷一钱　广皮一钱　贝母二钱　葛根二钱　山栀一钱五分　连翘一钱五分　豆豉三钱　杏仁三钱　茅根五钱。

肺素有热，阳气盛而不衰，故但热而不寒，令人消烁脱肉，名曰瘅疟。玉露散主之。

玉露散自制

玉竹四钱　花粉二钱　沙参四钱　麦冬二钱　石斛三钱　贝母二钱　杏仁三钱　茯苓二钱　山药三钱　梨三大片。

附：疟症门诸方

白虎加桂枝汤

治身热不寒，骨节烦疼，渴而作呕。

知母六两　甘草二两　石膏一斤　粳米二合　桂枝三两。

每用五钱，水煎服。

蜀漆散

治疟之寒多热少者。

蜀漆烧去腥　云母烧二日夜　龙骨等分。

研为末，未发前浆水服半钱。

牡蛎汤

治牝疟。

牡蛎四两　麻黄四两　甘草二两　蜀漆二两。

水八升，先煮蜀漆、麻黄，去上沫，内诸药，煎取二升，分温服。

柴胡去半夏加瓜蒌根汤

治疟发渴者，亦治劳疟。

柴胡八两　人参三两　黄芩三两　甘草三两　瓜蒌根四两　大枣十二枚　生姜二两。

水一斗二升，煎六升，分温服。

柴胡桂姜汤

治寒多微热，或但寒不热。

柴胡八两　桂枝三两　干姜二两　黄芩三两　花粉四两　牡蛎二两　甘草二钱。

水一斗二升，煎六升，分温服。

鳖甲煎丸

治久疟结为癥瘕，名曰疟母。

鳖甲十二分　乌扇三分　黄芩三分　柴胡六分　鼠妇三分　干姜三分　大黄三分　白芍五分　桂枝三分　葶苈三分　石韦三分去毛　厚朴三分　丹皮五分　瞿麦二分　紫葳三分　半夏二分　人参一分　虻虫五分　阿胶三分炙

蜂房四分炙　赤硝十二分　蜣螂六分　桃仁二分。

共研末，先用灶下灰一斗，清酒一斛五升，浸灰候酒尽一半，滤去灰，纳鳖甲于中，先煮极烂，取汁和药末，为丸如梧子大，空心服七丸，日三服。

桂枝黄芩汤

和法中兼解表热。

柴胡一两二钱　黄芩四钱五分　人参四钱五分　甘草四钱五分　半夏四钱　石膏五钱　知母五钱　桂枝一钱。

水煎，分温服。

人参柴胡引子

和法中略施攻里。

人参　柴胡　黄芩　甘草　大黄　当归　白芍各等分。

每用三钱，加生姜一片，煎服。

柴朴汤

治疟起于暑湿，兼有食滞者。

柴胡一钱　独活一钱　前胡一钱　黄芩一钱　苍术一钱　厚朴一钱　陈皮一钱　半夏一钱　茯苓一钱　藿香一钱　甘草三分　姜三片。

祛疟散

治表里之邪已透，而中气虚弱者。

黄芪一钱六分　人参一钱　茯苓二钱　白术一钱　砂仁一钱　草果五分　陈皮一钱　五味五分　甘草五分　乌梅二枚　枣二枚　姜三片。

二术柴胡汤

统治诸疟，视其表里寒热之轻重，酌量加减。

白术一钱　苍术一钱　柴胡一钱　葛根二钱　广皮一钱　甘草五分　枣二枚　姜三片。

小柴胡汤

治少阳疟，量病加减。

柴胡一钱　半夏一钱　人参一钱　甘草五分　桂枝五分　枣二枚　姜三片。

半夏散

治痰疟，热多寒少，头痛作吐，面色带赤者。

半夏一分　藿香一分　羌活一分　川芎一分　牵牛半分。

研细末，每用三钱，食后白汤调下。

四兽饮

治久疟脾胃虚弱，痰气不清。

党参三钱　茯苓二钱　白术一钱　甘草五分　广皮一钱　半夏一钱　草果五分　乌梅二枚　枣二枚　姜三片。

常山饮

疟久不已者，用此截之。疟本不可截止，姑录三方，不过明古有是法耳！

常山二钱酒炒　草果一钱煨　槟榔一钱　知母一钱　贝母一钱　乌梅一个。

酒、水各半煎，露一宿，日未出，面东空心温服。

截疟七宝饮

治实疟久发不止。

常山　草果　槟榔　青皮　厚朴　陈皮　甘草各等分。

酒、水各半煎，露一宿，于当发之早，面东空心温服。

二十四味断疟饮

治久疟。

常山　草果　槟榔　知母　陈皮　青皮　川芎　枳壳　柴胡　黄芩　荆芥　白芷　人参　紫苏　苍术　白术　半夏　良姜　茯苓　桂枝　葛根　甘草　杏仁　乌梅各等分。

每用一两，枣二枚，姜三片，发日早服。

黄　瘅

经曰：面目发黄，小溲赤涩，安静嗜卧者，黄瘅也。此系脾有积湿，故倦怠嗜卧；胃有积热，故发黄溺赤。但湿自内生，热有外感，故《内经》有开鬼门、洁净府之法。开鬼门者，开其腠理，使热邪从肌表出也；洁净府者，泻其膀胱，使湿邪从小便出也。然外感之热，可从汗解，若阳明内蕴之热，发汗则劫阴，而内热更甚，只宜清胃热，利脾湿，而汗、吐、下之法，均不可用矣。至于阳黄、阴黄、谷瘅、酒瘅、女劳瘅，种种不同，见症、治法，条列于后。

阳黄

面目发黄，口燥而渴，小溲赤涩，胃火炽盛，湿热熏蒸，是为阳黄。导黄汤主之。

导黄汤自制

葛根二钱　花粉二钱　山栀一钱五分　连翘一钱五分

木通二钱　茵陈三钱　萆薢二钱　茯苓二钱　泽泻一钱五分　车前二钱。

苡仁一两，煎汤代水。

阴黄

面目发黄，身冷不渴，小便微黄而利，此为阴黄。茵陈术附汤主之。

茵陈术附汤自制

茵陈三钱　白术二钱　附子一钱　茯苓二钱　当归二钱　广皮一钱　半夏一钱　砂仁一钱　苡仁八钱　姜皮八分。

谷瘅

谷瘅者，脾胃不和，食谷则眩，谷气不消，胃中浊气下流，小便不通，寒热入于膀胱，身体尽黄，名曰谷瘅。和中茵陈汤主之。

和中茵陈汤自制

当归二钱　茯苓二钱　白术一钱　广皮一钱　厚朴一钱　木香五分　砂仁一钱　茅术一钱　山栀一钱五分　茵陈三钱　萆薢二钱　车前二钱。

生熟谷芽各二钱，生熟苡仁各五钱，煎汤代水。

酒瘅

酒瘅者，平日嗜饮，湿火熏蒸，面目发黄，黄甚则黑，心中嘈杂，虽食甘芳，如啖酸辣，小便赤涩。茵陈玉露饮主之。

茵陈玉露饮自制

茵陈三钱　玉竹三钱　石斛三钱　花粉二钱　葛根二钱　山栀一钱五分　广皮一钱　半夏一钱　茯苓二钱　萆薢二钱　苡仁一两，煎汤代水。

女劳瘅

女劳瘅者，膀胱急，小腹满，身尽黄，额上黑，足下热，大便黑而时溏。此因血瘀不行，积于膀胱少腹，故仲景用硝石矾石散，峻攻其瘀，自极精当。但今人之体质，远不逮古人，若复峻攻，更伤元气。拟通利下焦，兼去瘀之法，桃花化浊汤主之。

桃花化浊汤自制

桃仁二钱　红花五分　牛膝二钱　延胡索一钱　归尾一钱五分　赤芍一钱　丹参二钱　茵陈三钱　泽泻一钱五分　车前二钱　降香五分　血余灰一撮。

附：黄瘅门诸方

大黄栀子汤

治黄瘅热甚脉实者。

栀子十四枚　大黄一两　枳实五枚　豆豉一升。

水六升，煎至二升，分温服。

茵陈蒿汤

治黄瘅湿热俱盛者。

茵陈蒿六两　栀子十四枚　大黄二两。

水六升，煎至二升，分温服。

茵陈四逆汤

治阴黄肢体逆冷，腰以上自汗。

茵陈二两　干姜一两五钱　附子一枚切　甘草一两炙。

水煎，分温服。

小茵陈汤

治发黄，脉沉细迟，四肢及遍身冷。

茵陈二两　附子一枚　甘草一两炙。

水煎，分温服。

茵陈附子汤

治服四逆汤，身冷汗不止者。

茵陈一两五钱　附子一枚切　干姜二两五钱。

水煎，分温服。

茵陈茱萸汤

治服茵陈附子汤，症未退及脉伏者。

茵陈一两五钱　吴萸一两　当归一两　附子一枚　木通一两　干姜一两。

水煎，分温服。

茵陈橘皮汤

治身黄，脉沉细数，身热而手足寒，呕喘烦躁不渴者。

茵陈一两　橘皮一两　生姜一两　白术一两　半夏五钱　茯苓五钱。

水四升，煮二升，分温服。

茵陈茯苓汤

治发黄，脉沉细数，四肢冷，小便涩，烦躁而渴。

茵陈一两　茯苓一两　桂枝一两　猪苓一两　滑石一两五钱。

研末，每服五钱。如脉未出，加当归。

栀子大黄汤

治酒瘅，心中懊侬，或热痛。

山栀十四枚　大黄一两　枳实五枚　豆豉一升。

水六升，煮二升，分温服。

白术汤

治酒瘅，因下后变为黑瘅，目青面黑，心中如啖蒜韭，大便黑，皮肤不仁，脉微而数。

白术一钱　桂心五分　枳实一钱　豆豉三钱　葛根二钱　杏仁二钱　甘草五分炙。

水煎服。

加味四君子汤

治色瘅。

人参一钱　茯苓二钱　白术一钱　甘草五分　黄芪二钱　白芍一钱　扁豆三钱　红枣二枚　姜五片。

小菟丝子丸

治女劳瘅。

石莲肉二两　茯神一两　菟丝子五两　山药三两。

共为末，山药打糊为丸，每服五十丸。

茯苓渗湿汤

治黄瘅，寒热呕吐，渴欲饮水，身体面目俱黄，小便不利。

茵陈二钱　茯苓二钱　猪苓一钱　泽泻一钱五分　白术一钱　陈皮一钱　苍术一钱　黄连五分　山栀一钱　秦艽一钱　防己一钱　葛根二钱。

水煎服。

参术健脾汤

治发黄日久，脾胃虚弱，饮食不思。

人参一钱　茯苓二钱　白术一钱　陈皮一钱　当归一钱五分　白芍一钱　甘草五分　枣二枚　姜三片。

当归秦艽散

治五瘅，口淡咽干，倦怠，发热微冷。

白术一钱　茯苓二钱　秦艽一钱　当归一钱五分　川芎一钱　白芍一钱　熟地三钱　陈皮一钱　半夏曲三钱炒　甘草五分　姜三片。

茵陈附子干姜汤

治寒凉药服多，变阴黄者。

附子一钱　干姜一钱　茵陈二钱　草蔻一钱　白术一钱　枳实一钱　半夏一钱　泽泻一钱五分　茯苓二钱　广皮一钱　姜五片。

一清饮

治瘅症发热。

柴胡一钱　赤苓二钱　桑皮二钱　川芎一钱　甘草五分　红枣二枚　姜三片。

青龙散

治风气传化，气不得泄，郁热烦渴，面目发黄，引饮。

地黄二钱　仙灵脾二钱　防风二钱　荆芥一两　何首乌三钱。

研末，每服三钱。

小柴胡加栀子汤

治邪热留于半表半里而发黄者，仍以和其表里为法。

柴胡一钱　黄芩一钱　人参一钱　甘草五分　半夏一钱　栀子一钱五分　大枣二枚　生姜三片。

水煎服。

三　消

上消者，肺病也。肺气焦满，水源已竭，咽燥烦渴，引饮不休，肺火炽盛，阴液消亡，当于大队清润中，佐以渗湿化痰之品。盖火盛则痰燥，其消烁之力，皆痰为之助虐也。逢原饮主之。

逢原饮自制

天冬一钱五分　麦冬一钱五分　南沙参四钱　北沙参三钱　胡黄连五分　石斛三钱　玉竹三钱　蛤粉四钱　贝母二钱　茯苓三钱　广皮一钱　半夏一钱五分。

梨汁半杯，冲服。

中消者，胃病也。胃为谷海，又属燥土。痰入胃中，与火相乘，为力更猛，食入即腐，易于消烁。经所谓除中，言常虚而不能满也。宜清阳明之热，润燥化痰，祛烦养胃汤主之。

祛烦养胃汤自制

鲜石斛五钱　石膏四钱　天花粉三钱　南沙参四钱　麦冬二钱　玉竹四钱　山药三钱　茯苓三钱　广皮一钱　半夏一钱五分。

甘蔗三两，煎汤代水。

下消者，肾病也。坎之为象，一阳居于二阴之中。肾阴久亏，孤阳无依，不安其宅，于是饮一溲一，或饮一溲二，夹有浊淋，腿股枯瘦，而病益深矣。急宜培养真阴，少参以清利，乌龙汤主之。

乌龙汤自制

元武板八钱　生地六钱　天冬二钱　南沙参四钱　蛤粉四钱　女贞二钱　料豆三钱　山药三钱　茯苓二钱　泽泻一钱五分盐水炒　车前二钱。

藕三两，煎汤代水。

附：消渴门诸方

金匮肾气丸

治男子消渴，小便反多，饮一溲一。

地黄八两　萸肉四两　山药四两　丹皮三两　云茯三两　泽泻三两　肉桂一两　附子一两　牛膝三两　车前三两。

每用五钱，水煎服。

文蛤散

治渴欲饮水不止者。

文蛤五两。

研为末，以沸汤五合，和服一方寸匕。

竹叶黄芪汤

治消渴症，气血虚，胃火盛而作渴。

生地三钱　黄芪二钱　麦冬一钱　当归一钱　川芎一钱　黄芩一钱　甘草一钱　白芍一钱　人参一钱　石膏三钱　半夏一钱　竹叶一钱。

净水煎服。

地黄饮子

治消渴，咽干，面赤，烦躁。

生地　熟地　人参　黄芪　天冬　麦冬　枳壳　石

斛　泽泻　甘草　枇杷叶各等分。

每服五钱，食远服。

白术散

治虚热而渴。

人参一两　白术一两　茯苓一两　甘草一两　五味三钱　柴胡三钱　葛根二两　藿香一两　木香一两。

研末，每服五钱，水煎服。

宣明黄芪汤

治心移热于肺，为肺消，饮少溲多。

黄芪三两　五味二两　人参二两　麦冬二两　桑皮二两　熟地一两五钱　枸杞一两五钱。

研末，每服五钱，水煎服。

宣明麦门冬饮子

治心热移于肺，传为膈消，胸满心烦，精神短少。

人参　茯神　麦冬　五味　生地　炙草　知母　葛根　花粉各等分。

每服五钱，加竹叶十四片，水煎服。

易老麦门冬饮子

人参　杞子　茯苓　甘草　五味　麦冬各等分。

姜、水煎服。

猪肚丸

治强中消渴。

黄连四两　粟米四两　花粉四两　茯神四两　知母二两　麦冬二两　地黄四两　葛根二两。

研细末，将大猪肚一个，洗净，入末药于内，以麻线缝好，煮极烂，取出药，别研，以猪肚为膏，加炼蜜捣为丸，如梧子大，每服五十丸。

天门冬丸

治初得消中，食已如饥，手足烦热，背膊疼闷，小便白浊。

天冬一两五钱　土瓜根一两五钱　瓜蒌根一两五钱　熟地一两五钱　知母一两五钱　苁蓉一两五钱　五味一两　鹿茸一架　泽泻一两五钱　鸡内金三具　牡蛎二两　苦参一两　桑螵蛸十枚。

蜜丸如梧子大，每服五十丸。

猪肾荠苨汤

治消中，小便数。

猪肾二枚　荠苨三两　黑豆二斤　石膏三两　人参二两　茯苓二两　知母二两　葛根二两　黄芩二两　磁石二两　花粉二两　甘草二两。

水一斗五升，先煮猪肾、黑豆，取一斗，下药，煮至五升，分温服。

肾沥散

治肾消发渴，小便数，腰疼痛。

人参一两　远志一两　黄芪一两　内金五钱　桑螵蛸一两　泽泻一两　桂心五钱　熟地一两　茯苓一两　龙骨一两　当归一两　麦冬一两　川芎一两　五味五钱　炙草五钱　元参五钱　磁石五钱。

研末，用羊肾一对先煎，次入药五钱，姜五分，煎服。

卷四

痿

经曰：诸痿皆起于肺。说者谓肺气空虚，金不伐木，肝火郁结，大筋短缩，小筋弛长，故成痿症。此特可为筋痿言之耳！至于脉痿、肉痿、骨痿，岂得谓之金不伐火、金不伐土、金不伐水乎？是必不然矣。解经者不必过事高深，但求谛当。经又曰：治痿独取阳明。只此一节，便可知肺胃相关，诸痿起于肺，治痿重阳明之故。盖胃为水谷之腑，一身之精神气血，从此而生。其糟粕则下归小肠，其精华则上输于肺，肺受精气，然后泽沛诸脏。兹以所求不得，躁急热中，肺受熏蒸，叶焦成痿，不能散精于他脏，故痿起于肺也。其独取阳明者，因胃为五脏六腑之海，所以滋养一身，又主润宗筋，宗筋主束骨而利关节也。从此悟彻，则五脏之痿，可以次第区别矣。

经曰：肺热叶焦，则皮毛虚弱急薄，著则生痿躄也。其下又曰：所求不得，则发肺鸣，鸣则肺热叶焦。则此症全因肺阴耗散，肺气空虚所致。盖肺为主气之脏，肺伤则元气薄弱而不能下行，故足膝无力而不能任地，是肺痿即气痿也。玉华煎主之。

玉华煎自制

玉竹四钱　五味一钱　麦冬三钱　沙参四钱　党参四钱　茯苓二钱　白术一钱　山药三钱　川断二钱　牛膝二钱。

元米一撮，煎汤代水。

经曰：心气热，则下脉厥而上，上则下脉虚，虚则生脉痿，枢折挈，胫纵而不任地也。百脉皆朝于心，心阳上亢，则在下之脉亦厥逆而上，上愈实则下愈虚，故为脉痿。关节之处，如枢纽之折而不可提挈，足胫纵缓，则脉不通而懈弛也。调荣通脉汤主之。

调荣通脉汤自制

天冬二钱　生地五钱　丹参二钱　柏仁二钱　党参四钱　茯神二钱　白术一钱　黄连四分酒炒　当归二钱　川断二钱　牛膝二钱　红枣十枚　桑枝一尺。

经曰：肝气热，则胆泄口苦，筋膜干；筋膜干，则筋急而挛，发为筋痿。肝胆相连，肝热则胆亦热，胆汁内沸，故发为口苦；血为火劫，不能养筋，筋急而挛，故为筋痿也。水木华滋汤主之。

水木华滋汤自制

生地五钱　当归二钱　白芍一钱五分　丹皮二钱　山栀一钱五分　羚羊角一钱五分　木瓜一钱酒炒　党参四钱　茯苓二钱　白术一钱　川断二钱　牛膝二钱　人乳一杯　桑枝一尺。

经曰：脾气热，则胃干而渴，肌肉不仁，发为肉痿。脾与胃皆属土，而分燥湿，湿土既热，则燥土更烈，故胃干而渴；热郁于内，则脾阴耗损，故肉不仁而为痿也。坤顺汤主之。

坤顺汤自制

党参四钱　茯苓二钱　白术一钱　甘草四分　山药三钱　花粉三钱　石斛三钱　料豆三钱　川断二钱　牛膝二钱　红枣五枚　莲子十粒去心。

经曰：肾气热，则腰脊不举，骨枯而髓减，发为骨痿。又曰：有所远行劳倦，逢大热而渴，渴则阳气内伐，内伐则热舍于肾。肾者，水脏也，今水不胜火，则骨枯而髓虚，故足不任身，发为骨痿。腰者肾之府，脊者肾之所贯，肾伤，故腰脊不举。远行劳倦则伤骨。逢大热而渴者，或外感之热，或内蕴之热，皆消阴耗髓，故骨枯而痿也。滋阴补髓汤主之。

滋阴补髓汤自制

生地五钱　龟板八钱　黄柏一钱盐水炒　知母一钱盐水炒　虎胫骨一钱五分炙　枸杞三钱　当归二钱　党参四钱　茯苓二钱　白术一钱　金毛脊一钱五分　川断二钱　牛膝二钱。

猪脊髓一条同煎。

痹

经曰：风、寒、湿三气杂至，合而为痹也。夫六淫之邪，暑、燥、火为阳，风、寒、湿为阴。阴气迭乘，营卫不通，经脉阻滞，筋、骨、肉三部俱病，而三痹之症作矣。其风气胜者为行痹。风为阴中之阳，中人最速，其性善走，窜入经络，故历节作痛而为行痹。寒气胜者为痛痹。寒为阴中之阴，乘于肌肉筋骨之间，营卫闭塞，筋骨拘挛，不通则痛，故为痛痹。湿气胜者为着痹。着者，重着难移，湿从土化，病在肌肉，不在筋骨，所谓腰间如带五千钱者是也。古有三痹汤，今复自制三方，以附于后。

风痹者，血不荣筋，风入节络。当以养血为第一，通络次之，去风又次之。若不补血，而先事搜风，木愈燥而筋益拘挛，殊非治法。先用大剂补血去风，后即加入参、苓、白术，以补气分，营卫平调，方无偏胜之患，温经养荣汤主之。

温经养荣汤自制

生地三钱切片红花炒　熟地三钱切片砂仁炒　枸杞三钱　当归二钱　白芍一钱五分酒炒　鹿筋五钱切片　木瓜一钱酒炒　川断二钱　独活一钱酒炒　桂枝五分　秦艽一钱　甜瓜子三钱炒研　木香五分　红枣十枚　姜三片　桑枝一尺。

痛痹者，营卫受寒，不通而痛。宜调养气血，温通经络，龙火汤主之。

龙火汤自制

苁蓉三钱　肉桂五分　党参四钱　茯苓二钱　白术一钱　归身二钱酒炒　白芍一钱酒炒　木香五分　川断二钱　独活一钱酒炒　角霜四钱　蚕沙三钱　红枣十枚　姜三片。

着痹者，病在肌肉。当补土燥湿，立极汤主之。

立极汤自制

党参四钱　附子六分　当归二钱　茯苓三钱　白术一钱　茅术一钱　破故纸一钱五分　杜仲二钱　川断二钱　独活一钱　牛膝二钱　红枣五枚　姜三片　苡仁一两，煎汤代水。

三痹之外，又有脏腑之痹，症治详后。

肺痹者，烦满喘而呕。此一条明是肺胃同病。肺居至高，脉循胃口。肺气受邪，从胃而上，清肃之令不能下行，故烦满而喘。其作呕，则胃亦受邪，水谷之气不安也。桑朴汤主之。

桑朴汤自制

桑皮二钱　厚朴一钱　橘红一钱　半夏一钱　茯苓二钱　沉香五分　苏子一钱五分　杏仁三钱　蒌皮二钱　贝母二钱　郁金二钱　佛手五分　姜三片。

心痹者，脉不通，烦则心下鼓，暴上气而喘，嗌干善噫，厥气上则恐。此一条乃心经主病而兼肾病也。心为生血之脏，百脉皆朝于心。心脉支者挟咽，直者上肺。心营不足，故脉不通。心气不舒，故心下鼓，暴上气而喘。嗌干善噫，则支脉与直脉俱病也。厥气，乃肾之邪，水来克火，神衰而恐。恐属于肾，肾病应于心，故为兼病也。宜养心营，通心气；火能生土，则可以制水矣。通阳抑阴煎主之。

通阳抑阴煎自制

当归二钱　琥珀一钱　辰砂五分　丹参三钱　远志五分甘草水炒　沉香五分　破故纸一钱五分　益智仁一钱

茯神二钱　白术一钱　枣二枚　姜三片。

肝痹者，夜卧则惊，多饮，数小便，上为引，如怀。此一条乃肝经主病，而波及脾胃者也。肝为多血之脏，而主藏魂。肝受邪则魂不安，而夜卧惊悸。木郁生火，积而成热，故多饮而小便数也。上为引者，渴而引饮也。如怀者，腹大如怀物也。此由肝火上升犯胃，故胃热而渴；肝气下行克脾，故脾弱而胀也。宜养血疏肝，兼调脾胃，三灵汤主之。

三灵汤自制

当归二钱　白芍一钱　羚羊角一钱五分　龙齿二钱　石决六钱　半夏曲三钱　柴胡一钱　葛根二钱　茯神二钱　白术一钱　青皮一钱　冬瓜子三钱，煎汤代水。

肾痹者，善胀，尻以代踵，脊以代头。旧解谓肾为脾胃之关，肾痹则邪及脾胃，故腹善胀。尻以代踵者，足挛不能伸；脊以代头者，身偻不能直。此说近似而未畅。盖善胀者，乃肾中真阳不运，重阴凝结所致。尻以代踵者，缘少阴之脉斜走足心，出于然谷之下，循内踝之后，别入跟中，肾痹则两足废而不能行也。脊以代头者，乃精气耗散，天柱不振也。当发肾中之阳，使重阴解散，精气来复，庶几首与足渐有起色。消阴来复汤主之。

消阴来复汤自制

鹿茸一钱　附子八分　枸杞三钱　菟丝四钱　当归二钱　破故纸一钱五分　益智一钱　小茴香一钱　金毛脊二钱去毛切片　木香五分　独活一钱酒炒　牛膝二钱　枣二枚　姜三片。

脾痹者，四肢懈惰，发咳呕汁，上为大塞。此一条乃脾病而兼肺胃病也。脾主四肢，脾病故四肢懈惰。土败则金衰，故发咳。脾病则胃亦病，故呕汁。地气上升，天气不降，乾金之令不行，故上为大塞也。安贞汤主之。

安贞汤自制

党参四钱　炮姜六分　当归二钱　半夏一钱　茯苓三钱　白术一钱　厚朴一钱　砂仁一钱　桑皮二钱　杏仁三钱　苏子一钱五分　陈香橼皮六分。

肠痹者，数饮而出不得，中气喘争，时发飧泄。小肠上通胃口，下接大肠。病在小肠，郁而成热，故渴而数饮。下焦之气闭塞不通，故小溲不得出。气化不及膀胱，水不下行，逆而犯肺，故中气喘争。小水不入州都，而并入大肠，故时发飧泄也。加味木通汤主之。

加味木通汤自制

木通二钱　橘红一钱　半夏一钱五分　赤苓二钱　贝母二钱　桑皮二钱　杏仁三钱　瞿麦二钱　牛膝二钱　车前二钱　灯心三尺。

胞痹者，少腹膀胱按之内痛，若沃以汤，涩于小便，上为清涕。膀胱气闭，水液满而不出，故按之内痛。气有余则生火，内有热，故如汤之沃也。足太阳之脉起于目内眦，上额交巅，其直者从巅入络脑。膀胱气闭，故小便下涩，清涕上流也。利济汤主之。

利济汤自制

泽泻一钱五分　沉香五分　枳壳一钱　青皮一钱　赤

苓二钱　当归二钱　赤芍一钱　广皮一钱　牛膝二钱　车前二钱　小蓟根五钱。

附：痹症门诸方

三痹汤

治手足拘挛，风寒湿三痹。

人参　黄芪　当归　川芎　白芍　生地　杜仲　川断　防风　桂心　细辛　茯苓　秦艽　川膝　独活　甘草　枣一枚　姜三片。

桂枝五物汤

治痹在上。

黄芪三两　桂枝三两　白芍三两　生姜六两　大枣十二枚。

水煎，分温服。

十味剉散

治痛连筋骨，肩臂难支。

附子一钱　黄芪二钱　当归二钱　川芎一钱　白芍一钱五分　防风一钱　白术一钱　茯苓二钱　肉桂五分　熟地四钱　枣二枚　姜三片。

薏苡仁汤

治痹在手足，麻木不能屈伸。

苡仁四钱　当归二钱　白芍一钱五分　肉桂五分　麻黄五分　甘草五分　苍术一钱　枣二枚　姜三片。

通痹散

治痹在身半以下，两足至脐冷如冰，不能自举者。

天麻　独活　当归　川芎　白术　藁本等分。

研末，每用三钱，酒调服。

人参丸

治痹在脉。

人参一两　麦冬一两　茯神一两　石脂一两　龙齿一两　远志一两　菖蒲一两　黄芪一两　熟地二两。

蜜为丸，如梧子大，每服三五十丸。

瓜蒌薤白汤

治胸痹不得卧，心痛彻背。

瓜蒌实一枚　薤白三两　半夏三两。

白酒四升，同煮取一升半，分温服。

肾沥汤

治胞痹，小腹急痛，小便赤涩。

麦冬一钱　五加皮一钱　犀角一钱　杜仲二钱五分　桔梗二钱五分　赤芍二钱五分　木通二钱五分　桑螵蛸一两。

加羊肾一枚，竹沥少许，同煎，分温服。

吴茱萸散

治肠痹，腹痛气急，大便飧泄。

吴萸五钱　干姜五钱　甘草五钱　砂仁一两　神曲一两炒　肉蔻五钱　白术一两　厚朴一两　陈皮一两　良姜五钱。

研末，每服一钱，食前米饮下。

羚羊角散

治筋痹，肢节束痛。

羚羊角　薄荷　附子　独活　白芍　防风　川芎等分，姜三片。

羌活汤

治皮痹，皮中状如虫行，腹胁胀满，大肠不利，语不出声。

羌活　细辛　附子　沙参　羚羊角　白术　五加皮　生地　官桂　枳壳　麻黄　白蒺藜　杏仁　丹参　萆薢　五味　郁李仁　菖蒲　木通　槟榔　赤苓各等分，姜五片。

水煎，分温服。

升麻汤

治热痹，肌肉极热，体上如鼠走，唇口反缩，皮毛变红黑。

升麻一钱　人参一钱　茯神二钱　犀角一钱　羚羊角一钱　官桂三分　防风五分　羌活五分　姜三片　竹沥半杯。

巴戟汤

治冷痹，脚膝疼痛，行步艰难。

巴戟天二钱　附子五分　五加皮二钱　川牛膝一钱五分　石斛二钱　甘草五分　萆薢一钱　茯苓二钱　防风一钱　防已一钱　姜三片。

犀角散

治心痹，神情恍惚，恐畏闷乱，不得睡，及语言错乱。

犀角一钱　羚羊角一钱　人参二钱　沙参三钱　防风一钱　天麻一钱　天竺黄一钱　茯神二钱　升麻一钱　独活一钱　远志一钱　麦冬一钱三分　甘草一钱　龙齿一钱　丹参一钱　牛黄一分　麝香一分　冰片一分。

研末，每服一钱五分，麦冬汤调服。

人参散

治肝痹，气逆，胸膈引痛，睡卧多惊，筋脉拘急。

人参一两　黄芪一两　杜仲一两　枣仁一两　茯神一

两　五味一两　细辛一两　熟地一两　秦艽一两　羌活一两　丹砂五钱。

每服一钱，不拘时调服。

温中法曲丸

治脾痹，发咳呕涎。

法曲一两　麦芽一两　茯苓一两　陈皮一两　厚朴一两　枳实一两　人参五钱　附子五钱　干姜五钱　当归一两　甘草五钱　细辛五钱　桔梗五钱　吴萸三钱。

研末，蜜丸如梧子大，每服七十丸。

紫苏汤

治肺痹，上气不下。

紫苏一钱　半夏一钱　陈皮一钱　桂心五分　人参五分　白术一钱　甘草三分　枣二枚　姜三片。

牛膝酒

治肾痹，复感寒湿。

牛膝一两　秦艽一两　川芎一两　防己一两　茯苓一两　官桂一两　独活一两　丹参一两　麦冬一两　五加皮四两　石斛一两　杜仲一两　附子五钱　干姜五钱　苡仁一两　地骨皮五钱　火麻仁一两。

好酒一斗，浸三五日，每服半杯。

胀

经曰：厥气在下，营卫留止，寒气逆上，真邪相攻，两气相搏，乃合为胀。一则曰厥气，再则曰寒气，可知各种胀症，皆由浊阴上干清道所致。卫气遇寒则滞，营血遇寒则凝，营卫不调，不能捍卫，阴邪乃得乘虚而入，何脏虚即入何脏，何腑虚即入何腑，真气与邪气相搏，而五脏六腑遂各有胀病矣。兹将见症及治法，详列于后。

经曰：心胀者，烦心，短气，卧不安。心本纯阳，寒邪来犯，阴阳相战，故烦满短气，而卧不安也。治之之法，但须发其神明，摧荡邪气，使浮云不能蔽日，自然离照当空，太阳之火，不烦补助也。离照汤主之。

离照汤自制

琥珀一钱　丹参三钱　朱砂五钱　茯神三钱　柏仁二钱　沉香五分　广皮一钱　青皮一钱　郁金二钱　灯心三尺　姜皮五分。

肺胀者，虚满而喘咳，肺为主气之脏，居于至高。寒气逆上，肺气壅塞，清肃之令不能下行，故虚满而喘咳。当温肺降气，以解寒邪，温肺桂枝汤主之。

温肺桂枝汤自制

桂枝五分　当归二钱　茯苓二钱　沉香五分　苏子一钱五分　橘红一钱　半夏一钱二分　瓜蒌实四钱　桑皮二钱。

姜汁两小匙，冲服。

肝胀者，胁下满而痛引小腹。肝为将军之官，气血皆盛。但木喜条达，寒气上逆，则两气相积，而肝木怒张。胁下乃肝之本位，痛引小腹，则壅极而决矣。当疏肝化浊，青阳汤主之。

青阳汤自制

青皮一钱五分醋炒　柴胡一钱醋炒　蒺藜四钱　乌药一钱　炮姜五分　广皮一钱　延胡一钱酒炒　木香五分　郁金二钱　花椒子二十四粒打碎。

脾胀者，善噦，四肢烦悗，体重不能胜衣，卧不安。脾为湿土，而主四肢。寒气乘之，则土德衰而真阳不运，故善噦而肢体疲重，夜卧不安也。当扶土渗湿，兼解寒邪，姜术二仁汤主之。

姜术二仁汤自制

炮姜五分　白术二钱　茯苓三钱　半夏一钱　当归二钱　苡仁八钱炒　砂仁一钱　厚朴一钱　木香五分　广皮一钱。

生熟谷芽各四钱，煎汤代水。

肾胀者，腹满引背，央央然腰髀痛。肾本属水，寒气乘之，水寒则成冰，气益坚凝，坎中之真阳不能外达，故腹满引背，时形困苦。腰髀痛则下元虚寒，营血不能流灌也。当温肾祛寒，温泉汤主之。

温泉汤自制

当归二钱　附子八分　小茴香一钱　破故纸一钱五分核桃肉拌炒　乌药一钱　杜仲三钱　牛膝二钱　木香五分　广皮一钱　青皮一钱　姜三片。

胃胀者，腹满，胃脘痛，鼻闻焦臭，妨于食，大便难。胃为水谷之府，职司出纳，阴寒之气上逆，水谷不能运行，故腹满而胃痛。水谷之气腐于胃中，故鼻闻焦臭，而妨食便难也。当平胃祛寒，温中平胃散主之。

温中平胃散自制

炮姜五分　砂仁一钱　木香五分　谷芽三钱炒　神曲三钱炒　广皮一钱　茅术一钱　厚朴一钱　枳壳一钱　青皮一钱　陈香橼皮八分。

大肠胀者，肠鸣而痛濯濯，冬日重感于寒，则飧泄不化。大肠为传道之官，居小肠之下，司变化而出糟粕。寒气上逆，变化失度，故肠鸣腹痛而有水声。重感于寒，故完谷不化也。当温通肠胃，上下兼顾。但治大肠，犹为无济。顾母理脏汤主之。

顾母理脏汤自制

枳壳一钱五分麸炒　青皮一钱五分　厚朴一钱　干姜五分　谷芽二钱炒　当归二钱　茯苓二钱　白术一钱　木香五分　白蔻六分　橘饼三钱切片。

小肠胀者，小腹䐜胀，引腰而痛。小肠为受盛之官，居胃之下，受盛水谷而分清浊，水液渗于前，糟粕归于后。寒气上逆，则化物不出，故小腹䐜胀引腰而痛也。当分理水谷，俾二便通行，则胀满自解，通幽化浊汤主之。

通幽化浊汤自制

枳壳一钱五分　青皮一钱五分　木通一钱五分酒炒　车前二钱　赤苓二钱　蒌仁三钱　厚朴一钱　木香五分　乌药一钱　谷芽三钱炒　姜三大片。

膀胱胀者，少腹满而气癃。膀胱主藏津液，气化则出。盖水气循下焦而渗入膀胱，膀胱有下窍而无上窍，津液之藏，皆由气化渗入，然后能出。寒气上逆，则水气窒塞不通，故少腹满而小便癃也。当理气行水，俾寒水得真阳而通利，既济汤主之。

既济汤自制

当归二钱　肉桂五分　沉香五分　广皮一钱　泽泻一钱五分　牛膝二钱　瞿麦二钱　车前二钱　苡仁四钱　葵花子四钱炒研同煎。

三焦胀者，气满于皮肤中，轻轻然而不坚。上焦如雾，中焦如沤，下焦如渎。此状其气与水之流行，而究无实在形质。受寒气逆，故气满于皮肤之中，因无形质，故虽胀而轻轻然不坚也。当调和气血，疏通行水，通皮饮主之。

通皮饮自制

广皮一钱　青皮一钱　冬瓜皮二钱　茯苓皮四钱　当归二钱　厚朴一钱　枳壳一钱　砂仁一钱　泽泻一钱五分　车前子二钱　鲜姜皮一钱。

胆胀者，胁下痛胀，口中苦，善太息。胆为中正之官，决断出焉。肝虽强，非胆不能断。但胆气血皆少，为清静之府，寒气干之，故胁痛口苦；气郁不舒，故善太息也。当轻扬和解，后辛汤主之。

后辛汤自制

柴胡一钱　郁金二钱　广皮一钱　当归二钱　茯苓二钱　栀子皮一钱姜汁炒　蒺藜四钱　枳壳一钱　合欢花二钱　佛手五分。

水胀

经曰：目窠上微肿，如新卧起之状，其颈脉动，时咳，阴股间寒，足胫肿，腹乃大，其水已成。以手按其腹，随手而起，如裹水之状，此其候也。盖上既目肿，下又胫肿，中则腹大，水气已遍行周身。此必中州脾胃先败，土不胜水，日积日甚，泛滥不收。其颈脉动而时咳，乃横流溢出，犯胃射肺。病势至此，危急之至，原非寻常之剂可以取效，但舟车、疏凿等法，又过于峻猛，诚恐水气虽去，元气随亡，仍归于败耳！消阴利导煎主之。

消阴利导煎自制

当归二钱　茯苓三钱　白术一钱五分　广皮一钱　厚朴一钱　肉桂五分　附子八分　木通一钱五分　大腹皮一钱五分　牛膝一钱五分　泽泻一钱五分　车前二钱　鲜姜皮一钱。

苡仁一两，煎汤代水。

肤胀

肤胀者，寒气客于皮肤之间，鼟鼟然不坚，腹大，身尽肿，皮厚，按其腹窅而不起，腹色不变，此其候也。此症由于内则宗气失守，虚气无归，外则寒气客于皮肤，遍身流窜，故腹大身肿而皮厚。但气为无形之邪，虽肿而不坚，按之则气散而不能骤起。当扶正祛寒，理气化浊，祛寒建中汤主之。

祛寒建中汤自制

当归二钱　白芍一钱酒炒　茯苓二钱　白术一钱　附子八分　广皮一钱　厚朴一钱　枳壳一钱麸炒　白蔻六分　木香五分　枣二枚　姜三片。

鼓胀

鼓胀者，腹胀，身皆大，大与肤胀等，色苍黄，腹筋起，此其候也。此症外象虽与肤胀略同，然色苍黄，腹筋起两端，便与前症迥别。盖黄为脾之本色，苍则木气胜而见于脾，腹起青筋，则肝邪炽盛，而脾土败坏，症势甚危。当扶土抑木，兼化阴邪，扶抑归化汤主之。

扶抑归化汤自制

党参三钱　茯苓三钱　白术一钱五分　当归二钱　附子八分　木瓜一钱酒炒　青皮一钱　蒺藜三钱　广皮一钱　厚朴一钱　木香五分　砂仁一钱　牛膝二钱　车前二钱　姜三大片。

附：肿胀门诸方

金匮防己黄芪汤

治水肿。

防己一两　黄芪一两　白术三两　甘草五钱。

枣一枚，姜七片，水煎，分温服。

防己茯苓汤

治水肿。

防己三两　黄芪一两　桂枝三两　茯苓六两　甘草二两。

水煎，分温服。

枳术汤

治水肿。

枳实七枚　白术二两。

水煎，分温服。

实脾散

治阴水发肿，用此先实脾土。

厚朴一两　白术一两　木瓜一两　大腹皮一两　附子一两　木香一两　草果一两　茯苓一两　干姜一两　甘草

五钱。

每用四钱，水煎服。

复元丹

治脾肾俱虚，发为水肿，四肢虚浮，心腹坚胀，小便不通，两目下肿。

附子二两　木香一两　茴香一两　川椒一两　厚朴一两　独活一两　白术一两　陈皮一两　吴萸一两　桂心一两　泽泻一两五钱　肉蔻五钱　槟榔五钱。

研末，糊丸如梧子大，每服五十丸。

导滞通幽汤

治脾湿有余，气不宣通，面目手足浮肿。

木香五钱　白术五钱　桑皮五钱　陈皮五钱　茯苓一两。

水煎，分温服。

胃苓汤

治水肿。

陈皮一钱五分　苍术一钱五分　厚朴一钱五分　甘草六分　白术一钱五分　茯苓一钱五分　泽泻一钱　猪苓一钱　官桂三分。

水煎服。

驱风败毒散

治风水皮水，凡在表宜从汗解者。

人参一钱　独活一钱　桔梗一钱　柴胡一钱　枳壳一钱　羌活一钱　茯苓一钱　川芎一钱　前胡一钱　甘草一钱　荆芥一钱　防风一钱　姜三片。

调荣散

治瘀血留滞，血化为水，四肢浮肿，皮肉赤纹，名为血分。

蓬术　川芎　当归　延胡索　白芷　槟榔　陈皮　赤芍　桑皮　大腹皮　赤苓　葶苈　瞿麦各一钱　大黄一钱五分　细辛　官桂　甘草各五分　红枣二枚　姜三片。

防己散

治皮水，肿如裹水在皮肤中，四肢习习然动。

防己一两　桑皮一两　黄芪一两　桂心五钱　赤苓二两　甘草五钱。

每用五钱，水煎服。

导水茯苓汤

治头面遍身肿如烂瓜，手按之塌陷，手起则随手而起，喘满倚息，小便涩少。

赤苓　麦冬　泽泻　白术各三两　桑皮　紫苏　槟榔　木瓜各一两　大腹皮　陈皮　砂仁　木香各七钱五分。

每用五钱，灯草二十五根。如病重者，可用药五两，再加麦冬一两，灯草五钱。水一斗，于砂锅内熬至一大盏，温服。

人参芎归汤

治烦躁喘急，虚汗厥逆，小便赤，大便黑，名血胀。

人参二钱五分　肉桂二钱五分　五灵脂二钱五分　乌药五钱　蓬术五钱　木香五钱　砂仁五钱　炙草五钱　川芎七钱　当归七钱　半夏七钱。

每用一两，红枣二枚，姜五片，煎服。

化滞调中汤

治脾弱气胀。

白术一钱五分　人参一钱　茯苓一钱　陈皮一钱　厚朴一钱　山楂一钱　半夏一钱　神曲八分炒　麦芽八分　砂仁七分　姜三片。

人参丸

治经脉不利，血化为水，流走四肢，悉皆肿满，名曰血分。其候与水相类，若作水治，非也，宜服此。

人参　当归　大黄　肉桂　瞿麦　赤芍　茯苓各五钱　葶苈一钱。

蜜丸如梧子大，先服十五丸，加至三十丸。

见晛丸

治寒气客于下焦，血气闭塞，而成瘕聚，腹中坚大，久不消者。

附子四钱　鬼箭羽三钱　紫石英三钱　泽泻二钱　肉桂二钱　延胡索二钱　木香二钱　槟榔二钱　血竭一钱五分　水蛭一钱　三棱五钱　桃仁三十粒　大黄二钱。

酒糊丸如梧子大，每服三十丸。

温胃汤

治忧思结聚，阳不能通，大肠与胃气不和，胀满上冲。

附子　厚朴　当归　白芍　人参　甘草　陈皮各一钱五分　干姜一钱　川椒三分。

水煎服。

强中汤

治寒伤脾胃，致成胀满，甚则腹痛。

人参二钱　青皮二钱　广皮二钱　丁香二钱　白术一钱五分　附子一钱　草果一钱　干姜一钱　厚朴一钱　甘草五分。

水煎服。

五皮饮

治水病肿满，上气喘急。

陈皮一钱　青皮一钱　茯苓皮五钱　大腹皮一钱五分　鲜姜皮一钱。

水煎服。

中满分消丸

治中满鼓胀、气胀、热胀。

厚朴一两　枳实五钱　黄连五钱　黄芩五钱　半夏五钱　陈皮四钱　知母四钱　泽泻三钱　茯苓二钱　砂仁二钱　干姜二钱　姜黄一钱　人参一钱　白术一钱　甘草一钱　猪苓一钱。

蒸饼丸如梧子大，每服五六十丸。

中满分消汤

治中满寒胀，二便不通，四肢厥逆。

川乌一钱　干姜一钱　毕澄茄一钱　生姜一钱　黄连五分　人参一钱　当归一钱五分　泽泻一钱五分　青皮一钱　麻黄五分　柴胡一钱　吴萸五分　草蔻五分　厚朴一钱　黄芪一钱　黄柏五分　益智三分　木香三分　半夏三分　茯苓一钱五分　升麻三分。

水煎服。

舟车丸

治水肿水胀，形气俱实。

黑牵牛四两　大黄二两酒浸　甘遂一两面煨　大戟一两　芫花一两　青皮一两　橘红一两　木香五钱　轻粉一钱。

水泛丸，每服三十粒。

疏凿饮子

治遍身水肿，喘呼口渴，大小便秘。

羌活　秦艽　槟榔　大腹皮　茯苓皮　椒目　木通　泽泻　商陆　赤小豆各等分　鲜姜皮一钱。

下　利

下利一症，《内经》谓之肠澼，后来论症者，不下数十家。其专主肠胃而言者，固属挂漏；其主湿热及招凉食冷者，亦不过时痢一门。至分别内伤外感，三阴三阳，虚实寒热，则颇为详明周至矣。但虚者补之，实者泻之，寒者温之，热者清之，本属定法，岂独痢症为然？愚意尚有吃紧两条，试申言之。外感各有主病，内伤各有主经，从此分别，更易下手。外感之邪，不外风、寒、暑、湿、燥、火。风入肠胃，故为飧泄，内犯于肝；寒气中人，腹痛下利，内犯于肾；暑湿郁蒸，腹痛下利，兼有赤白，内犯于脾；燥气中人，口渴心烦，下利白滞，内犯于肺；火邪炽盛，渴饮不止，下利脓血，频数不休，内犯于心。此外感六淫与五脏相应者也。至内伤之症，伤于肝者，胁痛，腹痛，作哕，下利；伤于肾者，腹痛，腰痛，身冷，下利；伤于脾者，胸濡，身重，哕恶，食少，下利；伤于肺者，口燥，咽干，微咳，下利；伤于心者，烦躁，渴饮，下利不休。此内伤之所致也。感于风者表解之，感于寒者温通之，感湿热者清利之，感于燥者清润之，感于火者涤荡之，当各随所主之病以施治。伤肝者解其郁，伤肾者保其阳，伤于脾者运其中，伤于肺者存其津，伤于心者泄其亢，当各随所主之经以施治。此特就内伤、外感两义，缕析言之，其他各症，《痢症汇参》所已载者，概不复赘。

感风下利，身热脉微弦者，回风外解汤主之。

回风外解汤自制

柴胡一钱　薄荷一钱　前胡一钱　桔梗一钱　枳壳一钱　葛根二钱　豆豉三钱　广皮一钱　茯苓二钱　白术一钱　姜皮六分　荷叶一角。

感寒下利，腹痛，手足冷，舌白，口不渴，脉沉细者，温中化浊汤主之。甚者加附子。

温中化浊汤自制

炮姜五分　小茴香一钱　乌药一钱　木香五分　广皮一钱　厚朴一钱　当归一钱五分　茯苓二钱　白术一钱　佛手柑五分。

感暑湿者，烦渴，腹痛，下利脓血，粉米汤主之。

粉米汤自制

花粉三钱　苡米一两　藿香一钱　薄荷一钱　黄连五分酒炒　黄芩一钱酒炒　木香五分　木通一钱酒炒　当归一钱五分　赤芍一钱酒炒　荷叶一角　绿豆一撮。

感燥下利，咽干作渴，腹痛，下利白滞。金玉保和汤主之。

金玉保和汤自制

金石斛四钱 玉竹三钱 蒌皮三钱 黄芩一钱酒炒 当归一钱五分 茯苓二钱 山药三钱 广皮一钱 枳壳一钱 苡仁四钱 荷叶一角。

陈粳米一撮，煎汤代水。

火盛下利，昼夜不休，作渴，腹痛，时下脓血。消炎化毒汤主之。

消炎化毒汤自制

黄连六分 黄芩一钱 大黄四钱 银花二钱 甘草五分 花粉二钱 木通一钱 青皮一钱 当归一钱五分 赤芍一钱 淡竹叶二十张。

肝郁下利，胁痛腹痛，噫气食少。大顺汤主之。

大顺汤自制

蒺藜四钱 郁金二钱 乌药一钱 木香五分 广皮一钱 厚朴一钱 枳壳一钱 青皮一钱 茯苓二钱 白术一钱 橘饼四钱 煨姜三片。

肾气虚寒，腹痛下利，完谷不化，手足俱冷者，立命开阳汤主之。

立命开阳汤自制

干河车二钱切 破故纸一钱五分核桃肉拌炒 益智仁一钱五分 附子片八分 当归一钱五分 茯苓二钱 白术一钱 小茴香一钱 木香六分 乌药一钱 煨姜三片。

脾虚下利，食少神疲，胸腹时痛者，大中汤主之。

大中汤自制

党参四钱　附子七分　茯苓三钱　白术一钱五分　当归二钱　广皮一钱　厚朴一钱　枳壳一钱　乌药一钱　木香五分　大枣二枚　姜三片。

肺热移于大肠，口燥微咳，下利白滞者，育金煎主之。

育金煎自制

沙参三钱　石斛三钱　茯苓三钱　白术一钱五分　山药三钱　料豆三钱　当归二钱　橘红一钱　莲子二十粒打碎去心。

心火下陷，烦扰不安，下利脓血者，蒲虎汤主之。

蒲虎汤自制

生熟蒲黄各六分　琥珀一钱　丹参三钱　茯神二钱　当归二钱　赤芍一钱　黄连六分　木香五分　灯心三尺。

附：下利门诸方录其醇粹少疵者以备参用

芍药汤

行血则便脓愈，调气则后重除。

芍药一两　当归五钱　黄连五钱　黄芩五钱　大黄三钱　肉桂二钱五分　甘草二钱　槟榔二钱　木香一钱。

每用五钱，水煎服。

白术黄芩汤

服前药痢疾虽除，更宜调和。

白术二两　黄芩七钱　甘草三钱。

水煎，分三服。

黄连阿胶丸

治冷热不调，下利赤白，里急后重，脐腹疼痛，口燥烦渴，小便不利。

黄连三两　茯苓二两　阿胶一两。

以连、苓为细末，水熬阿胶为丸，如梧子大，每服三十丸，空心米汤下。

白头翁汤

治热痢下重，欲饮水者。

白头翁二两　黄连三两　黄柏三两　秦皮三两。

水七升，煮三升，分温服。

加减平胃散

治肠红血痢

白术一两　厚朴一两　陈皮一两　木香三钱　槟榔三钱　甘草七钱　桃仁五钱　人参五钱　黄连五钱　阿胶五钱炒　茯苓五钱。

每服五钱，枣二枚，姜三片，水煎服。

苍术地榆汤

治脾经受湿血痢。

苍术三两　地榆一两。

每服一两，水煎服。

槐花散

治肠风血痢。

槐花　青皮　荆芥穗等分。

研末，每用五钱，水煎服。

犀角散

治热痢下赤黄脓血，心腹困闷。

犀角屑一两　黄连二两　地榆一两　黄芪一两　当归五钱　木香二钱五分。

研末，每服三钱，水煎服。

羚羊角丸

治一切热痢及休息痢，日夜频数；并治下血，黑如鸡肝色。

羚羊角一两五钱　黄连二两五钱　黄柏一两五钱　赤苓五钱。

研末，蜜和丸如桐子大，每服二十丸，姜、蜜汤下。暑月下利，用之尤验。

生地黄汤

治热痢不止。

生地五钱　地榆七钱五分　甘草二钱五分。

水煎服。

郁金散

治一切热毒痢，下血不止。

川郁金五钱　槐花五钱　甘草二钱五分。

研末，每服一二钱，食前用豆豉汤调下。

茜根散

治血痢，心神烦热，腹中痛，不纳饮食。

茜根一两　地榆一两　生地一两　当归一两　犀角一两　黄芩一两　栀子五钱　黄连二两。

每服四钱，水二钟，入豆豉五十粒，薤白七寸，煎六分，温服。

十宝汤

治冷痢如鱼脑者。

黄芪四两　熟地一两　人参一两　茯苓一两　当归一两　白术一两　半夏一两　白芍一两　五味一两　官桂一

两　甘草五钱。

研末，每服二钱，水二钟，加姜三片。乌梅一个，煎六分，食前温服。

芍药黄芩汤

治泄利腹痛，或后重身热，及下脓血稠粘。

黄芩一两　芍药一两　甘草五钱。

每服一两，水二钟，煎六分，温服。如痛，加桂少许。

香连丸

治下利赤白，里急后重。

黄连二十两吴萸十两炒赤去之　木香四两八钱八分。

研末，醋糊丸如梧子大，每服三十丸。

地榆芍药汤

治泻痢脓血，脱肛。

苍术八两　地榆三两　黄柏三两　芍药三两。

参苓白术散

治久泻及痢后调理者尤宜。

人参一斤半　山药一斤半　莲子一斤半　白术二斤　砂仁一斤　桔梗一斤　扁豆一斤半　茯苓一斤　苡仁一斤　甘草一斤。

研末，每服三钱，米汤调下，或加姜、枣煎服。

仓廪汤

治噤口痢有热，及毒气冲心，食入即吐。

人参　茯苓　甘草　前胡　川芎　羌活　桔梗　独活　柴胡　枳壳　陈仓米各等分。

每服五钱，姜三片，水煎服。

诸痛

人之一身，自顶至踵，俱有痛病。其始也，或因于风，或因于寒，或因于火，或因于气，病各不同，而其为气凝血滞则一也。气能捍卫，则外感何由而入？营能流灌，则内病何自而生？不通则痛，理固宜然。兹将痛病略举其凡。其咽痛、疝痛、肢节痛，见于肺病、疝病、痹病中者，不复赘。

头痛

头痛有因于风者，肌表不固，太阳受风，巅顶作痛，鼻窍微塞，时流清涕，香芷汤主之。

香芷汤自制

香附二钱　白芷六分　当归一钱五分　川芎八分　防风一钱　桑叶一钱　菊花二钱　蝉衣一钱　蔓荆子一钱五分　桔梗一钱　黑芝麻三钱。

有因于火者，肝阳上升，头痛如劈，筋脉掣起，痛连目珠。当壮水柔肝，以息风火，不可过用风药。盖风能助火，风药多则火势更烈也。羚羊角汤主之。

羚羊角汤自制

羚羊角二钱　龟板八钱　生地六钱　白芍一钱　丹皮一钱五分　柴胡一钱　薄荷一钱　菊花二钱　夏枯草一钱五分　蝉衣一钱　红枣十枚　生石决八钱打碎。

有血虚头痛者，自觉头脑俱空，目眊而眩。养血胜风汤主之。

养血胜风汤自制

生地六钱　当归二钱　白芍一钱五分　川芎一钱　枸杞三钱　五味五分　枣仁一钱五分　柏仁二钱　杭菊二钱　桑叶一钱　红枣十枚　黑芝麻三钱。

眼痛

眼目之疾，本有专科，致病多端，非可枚举。兹因痛病，姑拈虚实两条，以发其凡。目睛红肿，眵泪多而目中如有沙子者，风火盛也。黄连清火汤主之。

黄连清火汤自制

黄连五分　元参一钱五分　归尾一钱五分　赤芍一钱　丹皮一钱五分　贝母二钱　荆芥一钱　防风一钱　桑叶一钱　蝉衣一钱　前胡一钱　菊花二钱　竹叶十张　灯心三尺　芝麻三钱。

目睛不肿，微红羞明，眼珠作痛，此为阴虚夹火。滋阴降火汤主之。

滋阴降火汤自制

生地六钱　女贞二钱　山药三钱　丹皮二钱　茯苓二钱　料豆三钱　沙参四钱　麦冬二钱　贝母二钱　杏仁三钱　谷精珠一钱五分　蝉衣一钱　生石决六钱打碎。

齿痛

齿痛实症，阳明风火上升也。葛根白虎汤主之。

葛根白虎汤自制

葛根二钱　石膏五钱　花粉三钱　石斛三钱　连翘一钱五分　薄荷一钱　防风一钱　桔梗一钱　淡竹叶二十张　白茅根五钱。

齿痛虚症，肾亏而夹有胃火也。齿为后天所生之骨，亦属于肾。况肾为胃关，水不制火，故浮阳作痛也。清热胃关煎主之。

清热胃关煎自制

生地六钱　龟板八钱　花粉三钱　石斛三钱　薄荷一钱　葛根二钱　连翘一钱五分　桔梗一钱　甘蔗三两。同煎。

舌痛

舌卷而肿，塞口作痛，难于语言，此心阳炽盛也。先用生蒲黄三钱，泡汤频漱，再服清心饮。

清心饮自制

黄连五分　蒲黄一钱五分　犀角五分　元参一钱五分　丹参二钱　连翘一钱五分　蒌皮三钱　茯苓二钱　薄荷一钱　竹叶二十张　灯心三尺。

舌色绛红，边尖破碎，舌有血痕而痛者，乃阴液大亏，心火上炽也。大泽汤主之。

大泽汤自制

天冬二钱　生地六钱　人参一钱五分　龟板八钱　麦冬一钱五分　茯神二钱　柏仁二钱　蛤粉四钱　丹参二钱　石斛二钱　灯心三尺　藕五大片。

肺气胀痛

营卫不调，肺气满则肺叶皆举，微喘，胁痛。泻肺汤主之。

泻肺汤自制

全瓜蒌一个　桑皮三钱　苏子一钱五分　沉香五分　茯苓二钱　郁金二钱　杏仁三钱　枳壳一钱　苡仁四钱

橘红一钱　姜二片。

心气厥痛

心本纯阳，寒邪上犯，阴阳相争，厥逆作痛。双解泻心汤主之。

双解泻心汤自制

黄连五分　附子八分　远志五分甘草水炒　丹参二钱　茯神二钱　郁金二钱　广皮一钱　沉香五分　合欢花二钱　灯心三尺　姜三片。

肝气作痛

肝为将军之官，其体阴，其用阳，故为刚脏。一有郁结，气火俱升，上犯胃经，痛连胁肋。加味左金汤主之。

加味左金汤自制

黄连五分　吴萸二分　瓦楞子三钱煅研　毕澄茄一钱　蒺藜三钱　郁金二钱　青皮一钱　柴胡一钱醋炒　延胡索一钱　木香五分　广皮一钱　砂仁一钱　佛手五分。

肝虚作痛

肝主藏血，故为血海。操烦太过，营血大亏，虚气无归，横逆胀痛。调营敛肝饮主之。

调营敛肝饮自制

归身二钱　白芍一钱五分酒炒　阿胶一钱五分蛤粉炒　枸杞三钱　五味五分　川芎八分　枣仁一钱五分炒研　茯苓二钱　广皮一钱　木香五分　枣二枚　姜三片。

脾湿胀痛

脾本湿土，寒邪乘之，寒与湿凝，是为重阴，脘下至当脐胀满作痛。悦脾汤主之。

悦脾汤自制

白术一钱 茅术一钱 茯苓二钱 附子八分 砂仁一钱 木香五分 乌药一钱 苡仁四钱 青皮一钱 神曲三钱炒 姜三片。

肾气厥痛

肾为水脏，寒邪相犯，水寒成冰，少腹厥痛。开阳汤主之。

开阳汤自制

附子八分 故纸一钱五分 益智一钱 当归二钱 杜仲二钱 乌药一钱 木香五分 广皮一钱 青皮一钱 茯苓二钱 姜三片。

胃虚作痛

胃为谷海，其实而痛者，当消当攻，于结胸症内已详言之。兹但举胃气虚弱，脘中作痛者。养胃汤主之。

养胃汤自制

白芍一钱 茯苓二钱 白术一钱 甘草四分 山药三钱 黄芪二钱 党参四钱 木香五分 砂仁一钱 广皮一钱 大枣二枚 姜三片。

胃寒作痛

胃气虚寒，不能纳谷，呕吐作痛。桂朴汤主之。

桂朴汤自制

肉桂四分 厚朴一钱 当归二钱 茯苓二钱 白术一钱 丁香五分 砂仁一钱 白芍一钱酒炒 广皮一钱 郁金二钱 枣二枚 姜三片。

桂丁定痛散

肉桂五分 丁香一钱 澄茄一钱五分 磁石三钱。

研令极细，分作十二服。又食人乳加烧红枣乘热焠之。乡村农民，夏秋两季，劳动口渴，多饮冷水，心腹作痛，诸药不效。此方温之以桂、丁、澄茄，恋之以磁石，使药力不至一过就了，不论男妇老幼可服。曾孙子婿徐相任新增并说明。

胃中虫痛

胃气反逆，长虫不安，其作痛也，陡然而来，截然而止。返蛰汤主之。

返蛰汤自制

当归二钱　茯苓二钱　白术一钱　苡仁四钱　广皮一钱　鹤虱一钱五分　雷丸一钱　乌药一钱　砂仁一钱　厚朴一钱　开口花椒二十四粒。

三　冲

新产之后，以去瘀为第一，无病则服生化汤，有病则于治病药中加生化汤。若恶露未行，不耐久坐，平卧太早，必有三冲之患。一曰冲胃，胸脘痞懑，时时作哕，去恶平胃散主之。一曰冲肺，气喘鼻掀，头汗微出，去恶清肺汤主之。一曰冲心，头眩神昏，不能语言而毙矣。姑于万分危险之中，勉立一法以尽人事，去恶清心汤主之。

去恶平胃散自制

当归一钱　川芎一钱　桃仁一钱　炮姜五分　查炭三

钱　广皮一钱　茅术一钱炒　厚朴一钱　木香五分　砂仁一钱　苏木三分　降香五分。

去恶清肺汤自制

当归二钱　川芎一钱　桃仁一钱　炮姜五分　查炭三钱　延胡一钱　苏子二钱　桑皮三钱　橘红一钱　贝母二钱　苏木三分　降香五分。

童便一杯，冲服。

去恶清心汤自制

当归二钱　川芎一钱　桃仁一钱五分　炮姜六分　查炭三钱　延胡一钱　琥珀一钱　生熟蒲黄各六分　丹参三钱　牛膝二钱　灯心三尺　苏木三分　降香五分。

方剂索引

一画

二画

三画

四画

五画

六画

七画

八画

九画

十画

十一画

十二画

十三画

十四画

十三画

十四画